Eva Alagoda-Coeln, Pranee Vielhaber • **Nuad Tao verstehen & richtig anwenden**

Eva Alagoda-Coeln, Pranee Vielhaber

Nuad Tao verstehen & richtig anwenden
Der Zauber des Stäbchens

maudrich

Eva Alagoda-Coeln, Masseurin und Heilmasseurin; eigene Praxis für Massage und Nuad in Wien.
Kontakt: office@nuad.at; www.nuad.at
Seminare und Ausbildungen laufend.

Pranee Vielhaber, praktizierte in verschiedenen Massage-Instituten in Thailand; seit 2010 zertifizierte Nuad-Lehrerin der Union of Thai Traditional Medicine Society.

Dieses Buch beruht auf dem heutigen Wissensstand und die Beschreibung der einzelnen Übungen wurde gewissenhaft formuliert. Dennoch übernehmen weder die Autorinnen noch der Verlag die Verantwortung oder Haftung für eventuelle Schäden, die durch Lernen und Anwenden von Nuad Tao mithilfe dieses Buches entstanden sein könnten. Der Einsatz von Nuad Tao ersetzt keine therapeutische Behandlung.

Bibliografische Information der Deutschen Nationalbibliothek
Die Deutsche Nationalbibliothek verzeichnet diese Publikation in der Deutschen Nationalbibliografie; detaillierte bibliografische Daten sind im Internet über http://dnb.d-nb.de abrufbar.

Copyright 2012, Maudrich Verlag Wien – Eine Abteilung der Facultas Verlags- und Buchhandels AG
Alle Rechte, insbesondere das Recht der Vervielfältigung und Verbreitung sowie der Übersetzung in fremde Sprachen, sind vorbehalten. Kein Teil des Werkes darf in irgendeiner Form ohne schriftliche Genehmigung des Verlages reproduziert oder unter Verwendung elektronischer Systeme verarbeitet, vervielfältigt oder verbreitet werden.
Covergestaltung: Facultas Verlags- und Buchhandels AG
Satz: Norbert Novak, MEDIA-*N*.at
Druck: Facultas Verlags- und Buchhandels AG
Printed in Austria
ISBN 978-3-85175-961-7

Für unsere LehrerInnen

Vorwort

Eva: Lange bevor Nuad oder Nuad Tao in Österreich bekannt war, erzählte mir eine Freundin von einem ehemaligen Mönch aus dem Wat Pho Tempel in Bangkok, der sie wunderbar behandelt hatte. Er hatte ihren ganzen Körper systematisch gedehnt, gedrückt, gedreht, geklopft, mal nur die Hand aufgelegt oder einen Punkt gleichsam gehalten. Danach fühlte sie sich wohlig wie schon lange nicht mehr. Nachdem sie mir diese Geschichte erzählt hatte, beschloss ich, meine Kenntnisse der Massage und Körperarbeit in Thailand zu vertiefen und mich mit dieser Methode vertraut zu machen.

Ich habe schon immer gerne massiert, als Kind und Jugendliche intuitiv. 1983 begann ich, mich in Kursen und Seminaren mit Akupressur zu befassen, lernte sämtliche in Österreich üblichen Massagetechniken, arbeitete in unterschiedlichen Instituten und schloss im April 1990 mit der Befähigungsprüfung zur Erlangung des Gewerbescheins für Massage ab. Meinem Interesse für tiefer gehende ganzheitliche Methoden kam diese Erzählung meiner Freundin sehr entgegen – und meiner Reiselust auch.

Wenige Monate nach diesem schicksalhaften Nachmittag, Anfang Jänner des Jahres 1989, saß ich im Flugzeug auf dem Weg nach Bangkok. Allerdings behagte mir der Trubel in der Metropole Thailands nicht. Glücklicherweise erfuhr ich von einer renommierten Ausbildungsstätte im Norden des Landes, wo in einem luftigen großen Holzhaus sowohl eine Klinik als auch eine Schule untergebracht sind: Das Old Medicine Hospital in Chiang Mai. Dadurch war es mir möglich, Nuad Phaen Boran – so der vollständige Name der Methode, der mit „Heilsame Berührung" übersetzt wird – in Theorie und Praxis zu lernen, aber auch zu hospitieren.

Einige Monate später kehrte ich nach Österreich zurück.

Im Juni 1990 setzte ich meine Ausbildung fort. Ich hatte das Glück, von Lehrern wie Boonthume Pichet, Asokananda und Chongkol Settakorn persönlich unterrichtet zu werden und genoss den damals noch angebotenen Einzelunterricht bei Chaiyuth Priyasith und Lek Chiaya sowie die Möglichkeit, auch bei diesen Meisterinnen und Meistern zu hospitieren.

Während dieses Aufenthalts hatte Meister Chaiyuth meinen chronisch unbeweglichen Knöchel – weshalb ich damals Schwierigkeiten hatte, am Boden zu sitzen – innerhalb einer einstündigen Sitzung (Fuß und Unterschenkel) dauerhaft geheilt.

Jedes Ganzkörper-Nuad wird an den Füßen begonnen, wo neben Dehnungen und Lockerungen auch Energielinien und -punkte gedrückt werden. Die damaligen Energiepunkte entsprechen jenen der Punkte für den Rumpf, wie sie auch heute noch verwendet werden. Dem Fuß wird in jeder Körperlage (Rückenlage, Bauchlage und Seitenlage) Aufmerksamkeit zuteil, aber jeweils nur einige Minuten.

Aber Nuad Tao als explizite Form kam mir erst im Jahr 2000 unter, bei meinem dritten Aufenthalt in diesem wunderschönen Land. Es schien einen regelrechten Boom gegeben zu haben, an allen Ecken waren Reflexzonenkarten aufgestellt, die für diese Kunst warben. Ich fragte mich, wie es möglich gewesen sein war, innerhalb dieser zehn Jahre meiner Abwesenheit eine scheinbar neue Methode für die TouristInnen aus dem Boden zu stampfen.

Meine Kenntnis der traditionellen thailändischen Heilmethoden und des Umgangs mit unterschiedlichen Wissenszweigen führte mich zu folgendem Schluss: Die Arbeit an den Füßen hat sich nur verändert, erweitert. Zwar wurde bisher ebenfalls an den Füßen gedrückt, gedehnt und geklopft, aber nur als Teil des großen Ganzen. Öle und Salben wurden bisher nur zu Heilzwecken eingesetzt. Neu war die fokussierte Aufmerksamkeit auf den Fuß, die Kombination von Alt und Neu, von Drückungen und Dehnungen mit Streichungen, der Einsatz des Stäbchens, die ausgiebige Behandlung der Energiezonen sowie die kontinuierliche Verwendung von Creme.

Es dauerte weitere zehn Jahre, bis ich mich im Jahr 2010 ausgiebiger dem Nuad Tao widmete, diesmal in Österreich. Zuerst besuchte ich ein Seminar bei Martina Adam, einer Nuad-Praktikerin, die ich schon einige Jahre zuvor kennen und schätzen gelernt hatte. Aber das Feuer für Nuad Tao wurde erst bei Pranee Vielhaber entflammt. Ich wurde Pranee von einer meiner Seminarteilnehmerinnen vorgestellt, die mit ihr befreundet ist, und tauschte mich mit ihr über Nuad und Nuad Tao aus.

Pranee: Meinen Zugang zu Nuad in allen Facetten erfuhr ich schon in meiner frühen Kindheit. Ich bin in einem Dorf in der Nähe von Udon Thani, im Isaan von Thailand aufgewachsen. Meine Eltern und Großeltern sind Reisbauern. Das bedeutet eine beschwerliche Arbeit für den ganzen Körper – ganz besonders für den Rücken. Daher mussten wir Kinder am Abend immer die Erwachsenen, die vom Feld heimkehrten, „behandeln". Wir lernten auf ihren Rücken und ihren Beinen „gekonnt" herumzuspazieren. Die differenzierte Belastung durch unser Gewicht und unsere kleinen Füße war genau die richtige Therapie für angestrengte und verspannte Muskeln. Geduldig wurden wir Jungen von den „Alten" in dieser Fertigkeit unterwiesen, so, wie es schon seit Generationen üblich war. Dabei lernten wir spielerisch das Wo und Wie. Wir konnten die Erwachsenen auch beobachten, wie sie sich untereinander massierten, drückten – ja sogar einfache chiropraktische Griffe anwendeten. Das alles hat einen nachhaltigen Eindruck bei mir hinterlassen.

Das Wissen um diese alten, quasi rituellen Praktiken hat mich derartig in seinen Bann gezogen, dass ich beschloss, diese Familientradition zu übernehmen und weiterzuführen – vorerst allerdings nur für den Hausgebrauch.

Im Jahr 1999 bot die thailändische Regierung im Zuge eines Projekts zur Frauenförderung Nuad-Kurse an. Diese Chance nützte ich und absolvierte die Ausbildung bei der Thai Traditional Medicine Development Foundation in Nonthaburi für „nuad phaen boran, nuad tao, nuad oil massage und aroma therapy" sowie „nuad facial massage". Seit damals war ich als Nuad-Praktikerin in verschiedenen Massage-Instituten in Thailand tätig. Ab 2006 bot sich mir die Möglichkeit an der renommierten Wat Po Thai Traditional Medical Massage School in Bangkok meine Ausbildung fortzusetzen und meine Kenntnisse zu vertiefen. 2008 konnte ich den „professional Thai massage level" erlangen. Daneben war und bin ich bemüht, laufend meine Kenntnisse bei verschiedenen MeisterInnen zu erweitern – so widmete ich mich Spezialausbildungen in „nerve touch" bei Meisterin Baan Nit, der Prozedur „deep tissue" bei Meisterin Lek Chaiya in Chiang Mai, der Besonderheit "nuad tok sen" bei der Union of Thai Traditional Medicine Society in Phitsanulok und „balance the body" bei Meister Hirun Sila in Bangkok. Nach vielen Jahren der Ausbildung war es im Jahr 2010 dann soweit: Ich wurde bei der Union of Thai Traditional Medicine Society zertifizierte und vom thailändischen Gesundheitsministerium autorisierte Nuad-Lehrerin.

In diesem Jahr hat mich eine Freundin Eva Alagoda-Coeln vorgestellt. Wir fanden sogleich einen guten Draht zueinander, basierend auf zahlreichen Gemeinsamkeiten, auch was den Einsatz und die Möglichkeiten des Nuad betraf. Daraus entstand eine fruchtbringende Kooperation – die uns gemeinsam Seminare abhalten ließ und letztendlich zu diesem Buch führte.

Auf der Suche nach Literatur zu Nuad Tao mussten wir enttäuscht feststellen, dass es kein Buch gab, das unseren Anforderungen entsprach: deutschsprachige Originalversion, medizinisches Hintergrundwissen, Geschichte und Theorie. So besprachen wir im Frühjahr 2011, gemeinsam ein Buch über Nuad Tao zu schreiben, eine Synergie aus West und Ost. Pranee, ursprünglich Krankenschwester, mit vielen

Jahren Erfahrung in Nuad und Nuad Tao und ihrem buddhistischen Zugang zur Arbeit mit Menschen. Ich, als Heilmasseurin, Erwachsenenbildnerin und Buchautorin*, mit westlich-strukturiertem Hintergrundwissen und vielen Jahren Erfahrung mit Reflexzonenarbeit, Massage und Nuad.

Nuad Tao heißt so viel wie „Heilsame Berührung an den Füßen" und verbindet das Wissen um Energiepunkte der chinesischen Medizin, die Energie der vier Elemente Erde, Wasser, Wind und Feuer und die Einreibung von gesundheitsfördernden Salben mit Dehnen und Klopfen, wie wir sie von Nuad schon kennen.

Nuad Tao ist eine gleichermaßen sanfte wie tief gehende, eine entspannende wie energetisierende, eine neue wie alte Methode.

Wir hoffen, Ihnen Geschmack auf Nuad Tao gemacht und neue Horizonte eröffnet zu haben und Ihnen mit diesem Buch einen wertvollen Begleiter zum Erlernen einer außergewöhnlichen Methode zu liefern!

Eva Alagoda-Coeln
Pranee Vielhaber
Wien, im April 2012

---

* Nuad verstehen und richtig anwenden. Der Traum vom Fliegen. Verlag Maudrich, Wien 2008.

Inhaltsverzeichnis

I Grundlagen 13
    Traditionelle Grundlagen 13
    Schulmedizinische Grundlagen 27

II Grifftechniken 41

III Cremen, Salben und Wickel 51

IV Praxis, Vorbereitung und Ablauf 55
    Erstkontakt, Befragung und Befundung der KlientInnen 55
    Vorbereitung und Einstimmung 58
    Übungen 60
        Phase 1:   Mantra und Begrüßen 60
        Phase 2:   rechter Fuß: Schütteln und Drücken, Einwickeln 61
        Phase 3:   linker Fuß: Schütteln und Drücken, Durcharbeiten mit Creme ... 69
        Phase 4:   linker Fuß: Durcharbeiten mit Stäbchen 87
        Phase 5:   linker Fuß: Punkte mit Stäbchen/Fingern 100
        Phase 6:   linker Fuß: Nacharbeiten mit Creme 121
        Phase 7:   linkes Bein: Unterschenkellinien, Oberschenkellinien, Einwickeln ... 129
        Phase 8:   rechter Fuß und rechtes Bein: Auswickeln, Durcharbeiten mit Creme, Durcharbeiten mit Stäbchen, Punkte mit Stäbchen/Fingern, Nacharbeiten mit Creme, Unterschenkellinien, Oberschenkellinien, Einwickeln 141

Phase 9: rechter Fuß und rechtes Bein: Fuß und Unterschenkellinien mit Tuch, Auswickeln, Knöchel und Zehen lockern, Fuß klopfen und dehnen 142
Phase 10: linker Fuß und linkes Bein: Fuß und Unterschenkellinien mit Tuch, Auswickeln, Knöchel und Zehen lockern, Fuß klopfen und dehnen 155
Phase 11: beide Füße dehnen, Verabschieden 155

V Mantra 157

Anatomische Begriffsdefinitionen 160
Quellen und Literaturhinweise 162
Sachregister 164
Danksagung 171

I Grundlagen

Traditionelle Grundlagen

Geschichte von Nuad

Die gesamte traditionelle thailändische Medizin ist eng an den Buddhismus gekoppelt. Die Bedeutung der Tempel als Zentren der traditionellen Heilkunst ist bis dato erhalten geblieben. Die Mönche in den buddhistischen Tempeln hatten und haben Zeit und Möglichkeit, sich der Wissenschaft zu widmen. Sie sind gebildet und fähig, ihr Wissen und ihre Forschungsergebnisse zu dokumentieren.

Nuad und Nuad Tao ist aus 3 Quellen hervorgegangen:
1. Nuad wurzelt einerseits in den Erfahrungen der „alten" thailändischen Bevölkerung, also vor der buddhistischen Einflussnahme. Die einfache Landbevölkerung, die bis heute auf dem Bildungssektor benachteiligt ist, hält den Schatz des alten Wissens in sich und lehrt immer noch mehr mündlich und im LehrerIn-SchülerIn-Verhältnis sowie meist ohne Bücher oder Skripten. Neben dem Buddhismus als Landesreligion wird hier auch dem Geister- und Ahnenkult (Animismus) Rechnung getragen.
2. Andererseits brachten viele Thais Kenntnisse aus der chinesischen Medizin mit, da ThailänderInnen über viele Jahrhunderte in südchinesischen Provinzen lebten. Aber auch chinesische HändlerInnen und Kaufleute praktizierten ihre Erfahrungen mit energetischen Körperübungen wie Tai Chi in Thailand. Gegenwärtig stellen die ChinesInnen die größte Bevölkerungsgruppe neben den ThailänderInnen. Die chinesische Medizin basiert unter anderem auf den Meridianen und Akupunktur-Punkten, die sich ähnlich, aber nicht ident, in Nuad wiederfinden. Im Gegensatz zum chinesischen System tragen die „Sen Sib" („Sen" heißt „Energiebahn", „Sib" heißt „zehn") auf der linken und rechten Körperhälfte jeweils andere Namen, sie unterscheiden sich entsprechend der Körperhälfte in der Heilwirkung auf die unpaarigen Organe (Leber, Galle, Milz, Bauchspeicheldrüse).

3. Der Bezug von Nuad zu Indien ist insofern naheliegend, als das theoretische Gerüst deutliche Ähnlichkeiten mit Prinzipien des Yoga, wie Namen von Energiebahnen und Elementelehre, hat: In den Schriften über Yoga heißen die Energiebahnen Nadis, deren es 72.000 gibt. Die wichtigsten heißen Susumna, Ida und Pingala. Bezüglich Nuad werden auch 72.000 Energiebahnen erwähnt, drei von ihnen heißen Sen Sumana, Sen Ittha und Sen Pingkhala; nur 10 der Sen-Linien sind namentlich in sämtlichen Schriften angeführt und in Verwendung.

Migrationsbewegungen im Allgemeinen und die Wanderungen der buddhistischen Mönche mit ihrer Wissensverbreitung im Besonderen führten zur sprachlichen, religiösen und traditionell medizinischen Verwandtschaft der beiden Länder Indien und Thailand. Zur Illustration des Einflusses der Großmächte Indien und China auf Thailand: Die Thai-Schrift hat sich aus dem Pali und Sanskrit entwickelt, die Aussprache und Intonation hingegen ähnelt dem Chinesischen.

Einen Unterschied in der Medizin und ihrer Wissensvermittlung zwischen den Tempeln und der Landbevölkerung möchte ich an dieser Stelle noch erwähnen: Heilerinnen gibt es nur außerhalb der Anlagen, da Frauen innerhalb der Tempel nur untergeordnete Funktionen und keinen Zugang zu Wissen und zu Schriften hatten und haben. Die Ausnahmen sind Basis-Schulbildung für alle sowie Nonnentempel, jedoch erst seit kurzem und nur vereinzelt. Weise Menschen am Land waren und sind Männer und Frauen, die ihre Aufgabe sowohl in der Heilung als auch in der Lehre sehen. Allerdings dominieren gegenwärtig zahlenmäßig die Männer, sogar Lek Chaiya, eine weise alte Meisterin, wurde von ihren Söhnen abgelöst.

In den vergangenen 20 Jahren schossen Schulen für alle Sparten des Nuad wie Pilze aus dem Boden, das Mekka dafür ist in Chiang Mai. Besonders jene Schulen, die Kurz-Kurse für TouristInnen in englischer Sprache anbieten, haben zahlenmäßig zugenommen.

Einen besonderen Status haben die Schule im Wat Pho (Bangkok) sowie die Schule am Old Medicine Hospital in Chiang Mai eingenommen, die beides, also sowohl mehrjährige Ausbildungen in traditioneller Heilmethode auf Thailändisch als auch Kurz-Kurse auf Englisch, angeboten haben und weiterhin anbieten.

Um die Qualität der Ausbildung zu sichern, hat das thailändische Gesundheitsministerium Kriterien erlassen, die sowohl den Lehrplan als auch die Niederlassung der PraktikerInnen regeln und vereinheitlichen. Bangkok versucht damit, international als Ausbildungsland für traditionelle Medizin anerkannt zu werden. Der Wat Pho als Zentrum dieser Bestrebungen verdrängt durch diese neuen rechtlichen Rahmenbedingungen leider die Möglichkeiten, den animistisch beeinflussten Schatz jenes Wissens zu heben, das auf vorbuddhistische Zeiten und auf die Erfahrungen der Bergvölker zurückgeht.

NUAD (นวด) PHAEN BORAN (แผน โบราณ), als „Heilsame Berührung" übersetzt, vermittelt nur einen sehr marginalen Eindruck der Möglichkeiten mit Nuad. Das Wort „Boran" heißt „traditionell" und kann sowohl in Bezug zu buddhistischen als auch zu nicht-buddhistischen und animistischen Heilmethoden verwendet werden. Alte, traditionelle Heilweisen stehen in Thailand immer in Verbindung mit Spiritualität.

Der traditionelle medizinische Hintergrund

Die 4 Elemente – din (ดิน), **nam** (น้ำ), **lom** (ลม), **fei** (ไฟ) Entsprechend dem buddhistischen Hintergrund in der traditionellen thailändischen Medizin besteht der Mensch aus 4 Elementen: Erde, Wasser, Wind und Feuer.

- Der Bewegungsapparat, die Haut und Hautanhangsgebilde, aber auch die inneren Organe, alles Greifbare werden dem Element Erde zugeordnet. Beim Fuß: Haut, Schweißdrüsen, Haarbalg, Haare, Nägel, Muskeln, Sehnen, Bänder, Knorpel, Knochen u. dgl.
- Sämtliche Flüssigkeiten, inklusive Gelenkflüssigkeit, zählen zum Element Wasser. Beim Fuß: Blut, Gelenkflüssigkeit, Schweiß, Lymphflüssigkeit.
- Der Wind versorgt den Körper mit Energie, dazu gehört die Ein- und Ausatmung, aber auch die Energie und Bewegung der Verdauungs- und Ausscheidungsorgane. Der Wind fördert Beweglichkeit, Sexualität und Langlebigkeit. Beim Fuß: Beweglichkeit, Energieverteilung mittels Sen- und Zonenbearbeitung.
- Das Feuer sorgt für die richtige Körpertemperatur, hält das Herz in Aktion und verdaut Nahrung. Beim Fuß: Die Temperatur der einzelnen Fußpartien hängt von der Durchblutung ab: Hornhaut ist nicht, Fett kaum, Muskeln und Knochen sind sehr gut durchblutet.

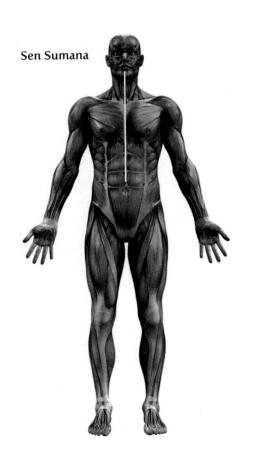

Die 10 Sen, ihre Verläufe und Wirkungsbereiche

Sen Sumana: Beginnt am Bauch, eine Daumenlänge kopfwärts der Nabelmitte, und läuft über die Körpermitte bis zur Zunge.
Wirkungsbereiche: Magen, Sonnengeflecht, Speiseröhre, Zwerchfell, Lunge, Luftröhre, Kehlkopf, Herz, Zunge (Geschmackssinn), psychisch kräftigend.

Sen Sahatsarangsi: Beginnt links vom Nabel, eine Daumenlänge unterhalb der Nabelmitte, und läuft zur Leiste (vorderer unterer Darmbeinstachel), innerhalb des langen Kopfes des vierköpfigen Oberschenkelmuskels (M. quadrizeps) zur Kniescheibe, über das Kniegelenk, weiter entlang der Innenkante des Schienbeins bis zum Knöchel – von dort um den Fuß herum zur Außenseite des Schienbeins beim Knöchel, an der Schienbeinkante wieder körperwärts, am Oberschenkel seitlich des langen Kopfes des Quadrizepsmuskels bis knapp unter den vorderen oberen Darmbeinstachel. Von dort läuft sie nun über den Bauch (eine Daumenlänge seitlich der Nabelmitte) zu den Brustwarzen, schräg zum Hals über den Unterkiefer und endet unterhalb des linken Auges.
Wirkungsbereiche: Dünndarm, Dickdarm, Urogenital-Organe, Beine (besonders für muskuläre und Gelenksprobleme), Brustkorbschmerzen, Halsschmerzen, Zahnschmerzen, Augenentzündungen.

Sen Thawari: Hat den gleichen Verlauf wie Sen Sahatsarangsi, aber auf der rechten Körperseite.
Wirkungsbereiche: Wie Sen Sahatsarangsi und bei Blinddarmreizung.

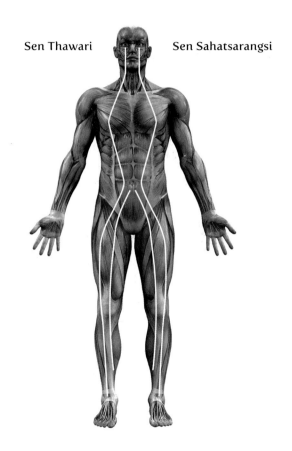

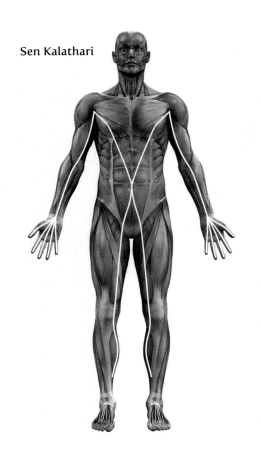

Sen Kalathari

Sen Kalathari: Beginnt am Nabel und strahlt von dort in alle vier Extremitäten aus: Zu den Beinen läuft sie schräg über den Unterbauch zur Leiste, über die Leistenschlagader zwischen dem vierköpfigen Oberschenkelstrecker (M. quadrizeps) und den Muskeln, die das Bein zur Mitte führen (Adduktorengruppe) zum Knie, über das innere Seitenband zum Unterschenkel, die Mitte des inneren Kopfes des zweiköpfigen Wadenmuskels (M. gastrocnemius), weiter hinter dem Innenknöchel zur Fußsohle, wo sie sich in fünf Strahlen aufteilt und an den Zehenspitzen endet. Der Verlauf am Oberkörper geht schräg zu den Brustwarzen, kreuzt die Sehne des großen Brustmuskels (M. pectoralis), geht am Rand der Achsel und des zweiköpfigen Armbeugers (M. biceps brachii) zum Ellbogen, von dort über die Mitte des Unterarms, des Handgelenks und endet in den Spitzen aller fünf Finger.

Wirkungsbereiche: Magen, Milz, Bauchspeicheldrüse, Brustkorb, Herz, Lunge, Gelenksprobleme der Finger und Füße, Schmerzen und Bewegungseinschränkungen in Armen und Beinen, psychisch kräftigend.

Sen Ittha: Beginnt links unterhalb des Nabels Richtung Schambein, wandert entlang des schlanken Beineranziehers (M. gracilis) zum Kniegelenk, umrundet das Kniegelenk und geht an der Rückseite der Verstärkung der Oberschenkelfaszie wieder körperwärts bis zum großen Rollhöcker, kreuzt die Gesäßmuskeln und das Kreuzbein und läuft knapp seitlich der Dornfortsätze bis zum Hinterhaupt, weiter parallel zur Körpermitte bis zum linken Auge.

Wirkungsbereiche: Bauch, Harnblase, Nieren, Rücken, Schultern, Nacken, Hinterhaupt, Augen, gut bei Schwindel, wirkt unterstützend bei Erkältung.

Sen Pingkhala: Hat den gleichen Verlauf wie Sen Ittha, aber auf der rechten Körperseite.

Wirkungsbereiche: Wie Sen Ittha und für Leber und Gallenblase.

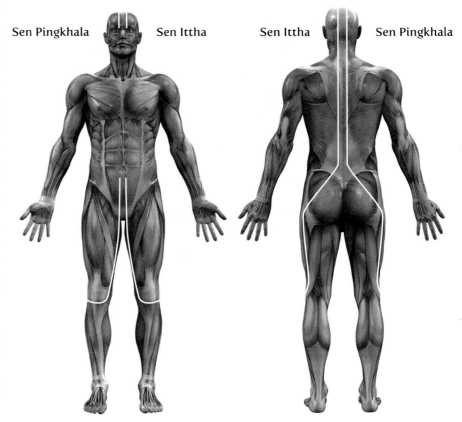

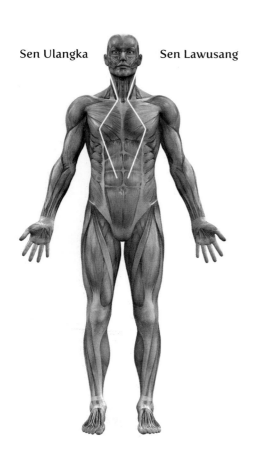

Sen Lawusang: Beginnt links oberhalb des Nabels, läuft zur Brustwarze, weiter zum Schlüsselbein, entlang dem Kopfwendemuskel (M. sternocleidomastoideus) zum Warzenbein, umrundet das Ohr und endet vor dem linken Ohr.
Wirkungsbereiche: Magen, Brustkorb, Nacken, Hals, Kiefergelenk, Ohr.

Sen Ulangka: Hat den gleichen Verlauf wie Sen Lawusang, aber auf der rechten Körperseite.
Wirkungsbereiche: Wie Sen Lawusang.

Sen Nanthakrawat: Beginnt knapp unterhalb des Nabels, verläuft direkt über die Körpermitte und endet am Darmausgang.
Wirkungsbereiche: Dünndarm, Dickdarm, Darmausgang, Blase, Gebärmutter, Eierstöcke, Prostata.

Sen Khitchana: Beginnt knapp unterhalb des Nabels (siehe Sen Nanthakrawat), verläuft ebenfalls über die Körpermitte und endet im Genitalbereich.
Wirkungsbereiche: Dünndarm, Dickdarm, Blase, Gebärmutter, Eierstöcke, Prostata, Scheide, Penis, Hoden.

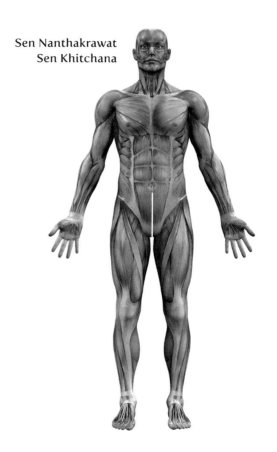

Sen Nanthakrawat
Sen Khitchana

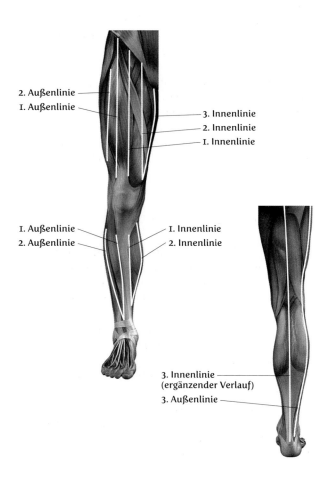

Die oben genannten Verläufe sind die zehn Haupt-Sen, dazu gibt es noch Ergänzungen und Verlängerungen als erweiterten Verlauf bzw. Einflussbereich. In der Literatur finden sich geringfügige Unterschiede bezüglich der Verläufe. Das liegt im Wesentlichen daran, dass die Aufzeichnungen des Altertums zerstört wurden und mithilfe von Rudimenten sowie durch Forschung versucht wurde, sie möglichst weitgehend zu rekonstruieren. Es gibt auch unterschiedliche Auffassungen über die Richtung der Energiebahnen, entweder von der Nabelgegend in die Peripherie oder umgekehrt. Für die Theorie des Ursprungs in der Nabelgegend spricht die Aufnahme von Nährstoffen im Dünndarm und Sauerstoff in den Bronchien, die dann physisch und energetisch den Körper versorgen. In der Praxis werden die Sen bei einem Ganzkörper-Nuad immer in beide Richtungen bearbeitet, bei Sen-spezifischer Arbeit gibt es eine Tendenz in Verlaufsrichtung.

Die Beinlinien verlaufen folgendermaßen:
1. Beinlinie innen: Beginnt hinter dem Innenknöchel, läuft das Schienbein entlang bis eine Handbreite unter dem Knie, weiter körperwärts des inneren Winkels der Kniescheibe, entlang dem Oberschenkelmuskel an der Innenseite bis knapp vor dem vorderen unteren Darmbeinstachel in der Leiste (Sen Sahatsarangsi/Thawari).

2. Beinlinie innen: Beginnt hinter dem Innenknöchel, verläuft durch die Mitte des inneren Kopfes des zweiköpfigen Wadenmuskels, kreuzt das innere Seitenband am Kniegelenk und läuft zwischen dem Oberschenkelmuskel und der Adduktorengruppe zur Leistenschlagader (Sen Kalathari).

3. Beinlinie innen: Beginnt auf der Achillessehne, geht durch die Mitte des zweiköpfigen Wadenmuskels zur Kniekehle, weiter zum schlanken Beinheranzieher und entlang diesem zum Schambein. Ein zweiter Ast dieser Linie verläuft von der Mitte der Kniekehle zum Sitzbeinknorren (Sen Ittha/Pingkhala mit ergänzendem Verlauf am Unterschenkel).

1. Beinlinie außen: Beginnt an der Oberseite des Fußgelenks in der Vertiefung zwischen den Sehnen des Schienbeinmuskels und des langen Zehenstreckmuskels (Puls!). Weiter entlang dem Schienbein bis eine Handbreit unter dem Knie, körperwärts des Außenwinkels der Kniescheibe in Richtung vorderer oberer Darmbeinstachel (Sen Sahatsarangsi/Thawari).

2. Beinlinie außen: Beginnt ebenfalls in der Vertiefung neben dem Schienbein, verläuft zwischen den Zehenstreckmuskeln und dem Wadenbein bis zum Wadenbeinköpfchen und am Oberschenkel entlang dem Oberschenkelbindenspannmuskel (M. tensor fasciae latae) bis knapp unter dem Rollhöcker (gehört zum erweiterten Verlauf der Sen Kalathari).

3. Beinlinie außen: Beginnt hinter dem Außenknöchel, verläuft weiter entlang der Außenseite des Wadenbeins bis zum Wadenbeinköpfchen, dann am Unterrand der Verstärkung der Oberschenkelfaszie zur Rückseite des Rollhöckers (Sen Ittha/Pingkhala).

Am Fuß finden sich die Linien wie folgt:
Sen Sumana: an der Fußinnenseite, versorgt den Rumpf und die Wirbelsäule
Sen Kalathari: Fußsohle und Fußrücken, versorgt ebenfalls den Rumpf und wirkt psychisch kräftigend
Sen Ittha/Pingkhala: an der Fußaußenseite, für die Extremitäten, besonders die Beine

Geschichte von Nuad Tao

Nuad Tao heißt übersetzt Fuß-Nuad oder „Heilsame Berührung an den Füßen" oder „Thailändische Fußmassage" und kommt im Wesentlichen aus China, kombiniert mit dem traditionellen thailändischen Wissen und Einflüssen aus Indien.

Nuad Tao kann in unterschiedliche Arbeitsschritte aufgeteilt werden, die der Herkunft und Entwicklung entsprechen:
- Meditation zu Beginn: traditionell thailändisch
- Hände auf Fußrücken, das Tor des Windes haltend: traditionell thailändisch
- Lockern, Drücken, Bewegen ohne Creme: traditionell thailändisch
- Auftragen einer Creme: international

- Verwendung starker ätherischer Zusätze: traditionell thailändisch, aber auch in China und Indien zu finden
- Einsatz eines Holzstäbchens: chinesisch-taiwanesisch
- Einsatz eines sterilisierbaren Kunststoffstäbchens: europäische Variation aufgrund strenger Hygienebestimmungen
- Energielinien: traditionell thailändisch, mit indischem Einfluss
- Energiezonen: chinesisch-taiwanesisch
- Daumendruck drückend-kreisend: traditionell thailändisch, international zu finden
- Wickeltechnik: traditionell thailändisch

Geschichte der Zonenarbeit an den Füßen

Einander berühren, um Schmerzen zu lindern, das gab es schon immer und in allen Kulturen. Aber nicht nur die Massage der schmerzenden Stelle, auch indirekt wirksame Methoden haben eine lange Geschichte. Ob in Ägypten vor 4500 Jahren, als sich die Pharaonen von ihren Sklaven die Füße massieren ließen, oder in China 700 v. Chr., als die Fußmassage als Behandlungsform in den Palast des Gelben Kaisers Einzug hielt.

Anfang des 7. Jahrhunderts gab ein buddhistischer Mönch namens Zhizhe ein Buch mit einem Kapitel über die Methode der „Achtsamkeit mit den Füßen und Gesunderhaltung der Füße" heraus. Während der Tang-Dynastie (618–907 n. Chr.) breitete sich diese Methode über die ganze Welt aus.[1]

Die Zonen am Fuß wurden über Jahrhunderte im alten Ägypten, in China und jetzt auch in Europa empirisch erforscht, spiegeln Organe wider, können Hinweise über deren Zustand geben und lassen sich über gezielten Druck beeinflussen. Allerdings gibt es bis dato nur wenige wissenschaftliche Studien seitens der Schulmedizin, es bleiben also Erfahrungswerte.

In Nordamerika forschte Anfang des letzten Jahrhunderts der Arzt William Fitzgerald über die Wirksamkeit der Zonenmassage an den Füßen, wobei er als Erster ein Schema entwickelte, wie die Körperzonen auf den Fuß übertragen werden können. Weitere wichtige Persönlichkeiten sind Eunice Ingham, ebenfalls in den USA, und Hanne Marquardt in Europa.[2]

Der etablierte Begriff „Fußreflexzonen" ist in meinen Augen etwas problematisch, da ein Reflex im engeren Sinn, nach medizinischem Dafürhalten, nicht ausgelöst wird. Die Definition eines Reflexes braucht einen direkten Nervenverlauf, der die Informationen zwischen Zentralnervensystem und Peripherie übermittelt. Bindegewebemassage und Segmentmassage stehen über die Spinalnerven in direktem Austausch mit dem Zentralnervensystem und mit den dazugehörigen Organen.

---

[1] Chinesische Fußmassage, Ji-Yuan Ruan, S. 2–5
[2] Pater Josefs neue, leicht erlernbare Fussreflexzonentherapie, S. 16/17, siehe Literaturhinweise

Im Gegensatz dazu kann die Wirkung der Fußzonen trotz der schematischen Einteilung nicht mit dem Spinalnervensystem begründet werden, da die Nerven zur Versorgung des Fußes aus dem unteren Lenden- und Sakralsegment austreten und die Zonen am Fuß somit keine direkte Resonanz in den Organen des Oberkörpers haben können.

Jedoch finden sich am Fuß und im Besonderen an der Fußsohle unzählige Nerven, die von einem spanischen Wissenschaftler untersucht und erforscht wurden. Dr. Jesus Manzanares führte Biopsien an unterschiedlichsten Füßen durch – mit folgendem erstaunlichen Ergebnis:

An gesunden Füßen bestanden die Gewebeproben zu 8 % aus Nervenfasern, 27 % aus Gefäßen und 65 % aus Bindegewebe.

An Füßen mit Ablagerungen fand er 42 % Nervenfasern, 28 % Gefäße, 30 % Bindegewebe. Das erklärt die Schmerzempfindlichkeit an „kranken" Füßen. Die Testpersonen, denen die Proben entnommen wurden, waren auch nach herkömmlichen schulmedizinischen Befunden als krank diagnostiziert. Die pathologischen Veränderungen finden hauptsächlich im Unterhautbindegewebe statt, wo die Nervenrezeptoren besonders empfindlich auf Druck reagieren.[3]

Pater Josef Eugster, ein in Taiwan lebender Schweizer Pfarrer, erlebte in Taiwan zufällig die positive Wirkung der Massage der Füße, und als er auf Urlaub in seiner Schweizer Heimat im Jahr 1980 die Möglichkeit hatte, diese Methode systematisch zu erlernen, war das ein weiteres Puzzleteil zur Verbreitung dieses Wissens und sogar dessen Wiederentdeckung in China. Es folgten die Gründung einer Gesundheitsvereinigung in Taipeh 1982, die Anerkennung der Fußreflexzonentherapie durch das chinesische Gesundheitsministerium im Jahr 1990, verschiedenste Tagungen und Treffen, auch international.

Danach erreichte dieses Wissen auch Thailand, wo es in das bestehende System bestens integriert wurde. Bis zu diesem Zeitpunkt wurden wohl einzelne Punkte auf der Fußsohle gedrückt und diesen Punkten wurden Organe zugeordnet (siehe unten), aber es wurde nicht explizit auf diese Zonen eingegangen. Das weltweit bekannte Abbild des Fußes ist nun auch in Thailand Arbeitsgrundlage. Vergleicht man die Schemata genauer, lassen sich Unterschiede zwischen dem chinesischen System, dem Modell nach Fitzgerald/Ingham und dem in Thailand gebräuchlichen feststellen.

Generell zeigt es Zonen, denen einzelne Organe zugeschrieben werden. In Thailand wird jedoch größtenteils an Punkten (Energiepunkten) gearbeitet und nur teilweise großflächiger. Man kann diese daher auch als Hauptpunkte bezeichnen. Bei jeder Nuad-Tao-Sitzung sollen alle Energiepunkte (Hauptpunkte) 5 Sekunden gedrückt werden. Bei Auffälligkeiten wie Schmerzen, Farbunterschieden oder Gewebeveränderungen wird dann näher darauf eingegangen.

---

[3] © 2011. Jesus Manzanares, M.D. All Rights Reserved. Manzanares Method of Reflexology™ Training: www.ManzanaresMethod.com

Nuad Tao kombiniert den Einsatz wohltuender aromatischer Cremen mit Dehnungen und Bewegungen sämtlicher Muskeln und Gelenke sowie mit der Reizung und Anregung der Energiezonen am Fuß. Weiterführend wird auch am Unterschenkel, Oberschenkel und abschließend sogar an den Schultern und am Kopf gearbeitet.

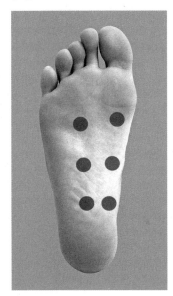

Aufzeichnung der Punkte, die vor der Entwicklung des gegenwärtig üblichen Ablaufs von Nuad Tao gedrückt wurden.
(Quelle: Old Medicine Hospital, Wualai Rd, Chiang Mai, 1989)

Überblicksbild mit allen Punkten

Alle folgenden Energiepunkte und -zonen werden bei einer Sitzung gedrückt, wobei immer alle Punkte zuerst auf einem Fuß gedrückt werden, wie auch aus dem Ablauf der Übungen ersichtlich. Die Größe der Punkte ist eher umschrieben, keineswegs in Nadelgröße. Sie sollten versuchen, die Punkte und Zonen zu spüren, und auf Auffälligkeiten und Schmerzen achten.

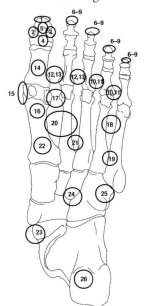

1	Neben-, Stirnhöhlen
2	Nase
3	Schläfen
4	Großhirn
5	Hypophyse
6–9	Neben-, Stirnhöhlen
10, 11	Ohren
12, 13	Augen
14	Hals, Nacken
15	Nebenschilddrüse
16	Magen
17	Schilddrüse
18	Leber, Herz
19	Milz
20	Solarplexus
21	Niere
22	Zwölffingerdarm
23	Harnblase
24	Dünndarm
25	Dickdarm
26	Geschlechtsorgane

Gegenwärtig gedrückte Punkte

Schulmedizinische Grundlagen

Aufbau des Fußes

Wenn wir den Fuß betrachten und in die Hand nehmen, fällt uns auf, dass die Ober- und die Unterseite höchst unterschiedlich aufgebaut sind. Der Fußrücken scheint fast nur aus Sehnen, Haut und Knochen zu bestehen. Dort finden wir eine relativ dünne Hautschicht, tastbare Sehnen und Knochen, wenig Fett und kaum Muskeln. Auf und zwischen den Knochen liegen schmale zarte Muskeln zur Streckung und Abspreizung der Zehen. Die Beweglichkeit des Fußes geht großteils von den Unterschenkelmuskeln aus, wo sowohl Strecker und Beuger als auch Supinatoren (Muskeln, die die Fußsohle nach innen kippen) und Pronatoren (Muskeln, die die Fußsohle nach außen kippen) ihren Ursprung haben. Sogar die langen Muskeln für Streckung und Beugung der einzelnen Zehen liegen am Unterschenkel. Die langen Sehnen sämtlicher Unterschenkelmuskeln setzen an den Zehen, den Mittelfußknochen oder den Fußwurzelknochen an.

Die Unterschenkel- und Fußknochen heißen wie folgt:
- Unterschenkel: Schienbein, Wadenbein
- 7 Fußwurzelknochen: Sprungbein, Fersenbein, Kahnbein, Würfelbein, 3 Keilbeine
- 5 Mittelfußknochen
- Zehenknochen: 2 Großzehenknochen (Grund- und Endglied) und je 3 Knochen für die 2.–5. Zehe (Grund-, Mittel- und Endglied), 2 Sesamknochen unter dem Grundgelenk der großen Zehe
- „Außenfuß": 4., 5. Zehe, 4., 5. Mittelfußknochen, Würfelbein, Fersenbein
- „Innenfuß": 1.–3. Zehe, 1.–3. Mittelfußknochen, 3 Keilbeine, Kahnbein, Sprungbein

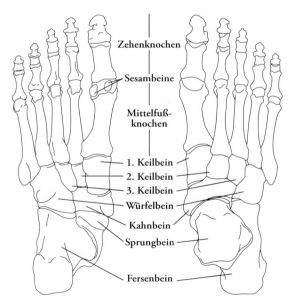

Skelett des rechten Fußes von unten   Skelett des rechten Fußes von oben

Die Knochen des Fußes zeigen sehr unterschiedliche Formen:
Die Fußwurzelknochen sind sogenannte unregelmäßige Knochen, die Mittelfuß- und Zehenknochen gehören zu den Röhrenknochen mit einer Basis, einem Körper und einem Kopf. Als Basis wird jene Verbreiterung bezeichnet, die näher Richtung Körper liegt, als Kopf die Verbreiterung Richtung Zehenspitzen.
Die Knochen sind von einer Haut (dem Periost) umgeben, die Nerven enthält und auf Druck sensibel reagiert. Knochen sind generell gut durchblutet sowie einem laufenden Auf- und Abbau unterworfen.

Die Funktionseinheit „Muskel" besteht aus einem Bauch mit einer Hülle, der Faszie, und zwei aus der Faszie gebildeten Sehnen, die an unterschiedlichen Knochen ansetzen. Die Anspannung und Entspannung der Muskelfasern ermöglichen die Bewegung. Nicht nur die Knochen, auch die Muskeln weisen sehr unterschiedliche Formen auf, je nach Funktion, Lage, Platz etc.
Die Bäuche aller Muskeln, die den Knöchel bewegen, müssen am Unterschenkel liegen. Die körpernahen Sehnen (Ursprung) sind sehr kurz und flächig und entspringen am Schienbein, Wadenbein und Oberschenkelknochen. Am Fußrücken entspringen Muskeln am Fersenbein und reichen mit langen Ansatzsehnen zur 1. bis 4. Zehe. Zwischen den Mittelfußknochen liegen ebenfalls kurze Muskeln.

Die Sehnen auf dem Fußrücken gehören zu folgenden Muskeln:
- Beinvorderseite: lange Großzehen- und lange Zehenstrecker, Schienbeinmuskeln
- Fußrücken: kurze Zehenstrecker, Zwischenknochenmuskeln

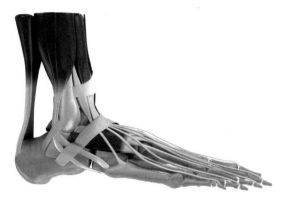

Knochen, Bänder, Muskeln von der Fußaußenseite betrachtet

Wenn Sie nun die Fußsohle betrachten, wird Ihnen auffallen, dass sie ganz anders aussieht. Wir finden dort eine wesentlich dickere Hornhaut, welche uns

Schutz gegen mechanische, chemische und thermische Reize bietet. Besonders die Ferse und der Ballenbereich weisen eine dickere Verhornung auf. Die Hornhaut ist die oberste Schicht der Epidermis (= Oberhaut) und kann auf der Fußsohle einige Millimeter dick sein. Da die Hornhaut nicht gut durchblutet und auch kaum von Nerven versorgt ist, kann es auch leichter zu Rissen (sog. Rhagaden) oder anderen Verletzungen kommen, die erst auffällig werden, wenn sie tiefere Hautschichten betreffen und dort Schmerzen verursachen.

Die typischen Rillen und Falten werden von der Lederhaut, der zweiten Hautschicht, gebildet. Von hier aus wird mithilfe eines eng verzweigten Kapillarsystems die Oberhaut mit Nährstoffen versorgt und durch viele Schweißdrüsen die Temperatur und Hautbeschaffenheit geregelt. An der Fußsohle liegen keine weiteren Hautanhangsgebilde.

Eine dritte, ebenso wichtige Hautschicht ist die Unterhaut, mit den größeren Blutbahnen und Nerven sowie den Lamellenkörperchen, die Druck wahrnehmen. In der Subcutis (= Unterhaut) ist Fett eingelagert, besonders an den Ballen, der Ferse und unter den Zehenbeeren.

Im Unterschied zur Fußrückseite liegen an der Unterseite mehrere Muskelschichten, die einerseits das Gewölbe stützen und uns andererseits die feineren Bewegungen der Zehen ermöglichen, wie das Abspreizen der kleinen Zehe.

Muskeln, deren Sehnen oder Bäuche an der Fußsohle liegen:

Beinrückseite:
- oberflächig: Wadenmuskeln (Schollenmuskel, Zwillingsmuskel, Plantarismuskel)
- tiefliegend: lange Zehenbeuger, Supinatoren

Beinaußenseite: Wadenbeinmuskeln (für Pronation)

Fußsohle: bedeckt von Plantar-Aponeurose; kurze Zehenbeuger, Großzehenmuskeln, Kleinzehenmuskeln, Zwischenknochenmuskeln
- auf den Zehen finden sich nur Sehnen, keine Muskeln (sowohl oben als auch unten)

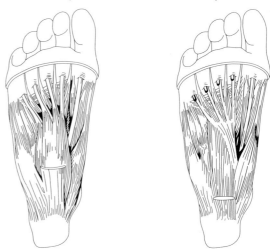

oberflächige Muskelschicht der Fußsohle   tiefe Muskelschicht der Fußsohle

Auffällig bei der Betrachtung des Fußes ist auch dessen Form, die Wölbung nach oben bzw. dass der Fuß nicht flach am Boden aufliegt. Die Muskeln auf der Fußsohle wie auch das Bindegewebe üben Zug aus, der auf Basis der vielen Gelenke des Fußes die Längs- und Querwölbung des Fußes bildet. Zudem verhindern die Bänder der Knöchelgelenke (oberes und unteres Sprunggelenk) ein Nach-innen- oder Nach-außen-Kippen des Knöchels. Erst die Beweglichkeit und das Zusammenspiel aller Gelenke des Fußes ermöglichen uns die gewohnten Bewegungen. Das merkt man deutlich, wenn aufgrund einer kleinen Bänderverletzung der gesamte Gang beeinträchtigt ist.

Das Längsgewölbe verläuft von der Ferse zu den Zehenspitzen, ein zu ausgeprägtes Längsgewölbe führt zum Hohlfuß, ein abgeflachtes zum Senkfuß und im Extremfall zum Plattfuß.
Das Quergewölbe bringt die Fußinnen- und die Fußaußenseite näher zueinander, sein Absinken führt zum Spreizfuß.

Gelenke:
- oberes Sprunggelenk (Sprungbein, Schienbein, Wadenbein)
- unteres Sprunggelenk (Sprungbein, Fersenbein)
- kleine Gelenke mit sehr straffen Bändern innerhalb der Fußwurzelknochen, außerdem zwischen den Mittelfußknochen und den Fußwurzelknochen

- sehr bewegliche Gelenke zwischen Mittelfußknochen und Zehenknochen sowie zwischen Grund-, Mittel- und Endglied der Zehenknochen (= Grund-, Mittel-, Endgelenk)

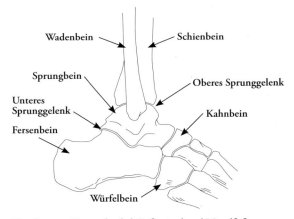

Knochen von Unterschenkel, Fußwurzel und Mittelfuß, sowie der Gelenke von der Fußaußenseite betrachtet

Am Fuß finden wir Amphiarthrosen (straffe Gelenke), welche sehr geringe Aktionsradien haben, weil sie durch straffe Bänder fixiert sind (Fußwurzelknochengelenke), und echte Gelenke, die folgendermaßen aufgebaut sind:
- mindestens 2 Gelenkkörper (Kopf und Pfanne)
- Gelenkknorpel als Schutzschicht
- Gelenkkapsel, zweischichtig

- Gelenkflüssigkeit (Synovia)
- Hilfskonstruktionen (innen oder außen): Sehnenscheiden, Schleimbeutel, Bänder, Zwischenscheiben, Lippen und Falten, Sesambeine
- Blutgefäße, Nerven, Lymphbahnen

Die Außenschicht der Gelenkkapsel (Membrana fibrosa) schützt das Gelenk vor Folgen von „falschen Bewegungen", d. h. Verschiebungen der Gelenkflächen, und wird von Bändern unterstützt. Das gibt Führung und Halt im Gelenk.

Die Innenschicht (Membrana synovialis) besteht ebenso aus zwei Schichten: der Intima und der Subintima. Die Subintima enthält viele Nerven und Gefäße und ermöglicht dadurch die Produktion der Synovia. Die Synovia wird von der innersten Membran der Gelenkkapsel (Intima) abgegeben, sie regeneriert die Substanz des hyalinen Knorpels (auf Kopf, Pfanne und teilweise Menisken und Bandscheiben).

Bei einer Verstauchung im Gelenk wird die Subintima stark gedehnt, die Gefäße werden durchlässiger, Gelenkflüssigkeit wird ausgeschüttet, das Gelenk schwillt an, die Kapsel wird gedehnt. Die Kapselsensoren schicken den Reizimpuls an das Nervensystem (sensorische Fasern im Hinterhorn des Rückenmarks), das mit Hemmung der betreffenden Muskeln antwortet (motorische Fasern des Vorderhorns). Über längere Zeit geschwächte Muskeln beeinflussen die Belastbarkeit des Gelenks negativ.

Der Gelenkknorpel, der bekanntlich keine Blutgefäße enthält und somit von der kapillaren Versorgung nicht erreicht werden kann, ist auf die Synovia angewiesen. Seine Ernährung und Regeneration erfolgt durch Diffusion und ist bewegungsabhängig. Bewegungsmangel führt zu verringerter Produktion der Synovia, wodurch es zu Substanzmangel am Knorpel kommt. Um den Gelenkknorpel gesund zu erhalten, muss er gleichmäßig be- und entlastet und die Kapsel gedehnt werden. Einseitigkeit führt zu starker Belastung aufgrund von Druck mit entsprechender Abnutzung und damit zu Schmerzen. Die Folgen reichen von Gelenkentzündung (Arthritis) bis zu Degeneration mit weitgehendem Knorpelverlust oder sogar zu Knochenabrieb (Arthrose), der eine Operation notwendig macht.

Blutgefäße, Lymphbahnen und Nerven:
- Das sauerstoff- und nährstoffreiche Blut wird über die Schlagadern und Arterien in die Peripherie geleitet, wo es in den Kapillaren bis zur kleinsten Zelle gebracht wird. Die Beinschlagader liefert das Blut für die vordere und hintere Schienbeinarterie, diese gehen über in die Fußrücken- und Fußsohlenarterien. Der Puls ist am Fuß tastbar am Knöchel zwischen den Sehnen des langen Großzehenstreckers und dem langen Zehenstrecker (2. und 3. Sehne am Sprunggelenk) und am Fußrücken.

- Der Fuß weist ein dichtes Venennetz auf. Die Venen bringen das sauerstoffarme Blut mit den Stoffwechselprodukten aus dem Gewebe zurück zum Herzen. Der Fußrücken enthält wesentlich mehr Venen als die Fußsohle, der venöse Hauptabfluss des Fußes läuft über die Vena saphena magna, welche an der Fußinnenseite körperwärts der Großzehe liegt und das Blut über den inneren Unterschenkel Richtung Rumpf weiterleitet. Nach Gefäßverödung aufgrund von Krampfadern am Unterschenkel kommt es oft zu Belastung der Venen am Innenknöchel und der Fußinnenseite mit Ausbildung von Varizen. Achtung: Kontraindikation wegen Verletzungsgefahr!
- Das Lymphgefäßsystem unterstützt das venöse System und transportiert Flüssigkeit, Eiweiß, Fett und andere Partikel, die zu groß für die Kapillaren sind, zurück zum Körper und ermöglicht damit ihre Ausscheidung. Wenn der Stoffaustausch an den Kapillaren unausgewogen ist und in der Folge die Flüssigkeitsmenge die Kapazität des Rücktransportsystems überschreitet, kommt es zu einem Stau in der Peripherie, ein Ödem entsteht. Befundung: Wenn Sie am Fußrücken nahe der Zehen eine Schwellung tasten, dort fest hineindrücken und den Abdruck länger sehen oder spüren können, liegt ein Ödem vor. Das kann viele Ursachen haben und muss vor der Sitzung medizinisch untersucht werden!

- Nervlich ist der Fuß sehr gut versorgt. Besonders auf der Fußsohle liegen zahllose Nervenendigungen, die uns Hitze und Kälte, Druck, Berührung, Position und Schmerzen vermitteln. Die Nerven des Fußes stammen aus dem Ischiasnerv, der dem Sakralgeflecht im unteren Rücken (4. Lendenwirbel bis 3. Kreuzwirbel) entspringt. Gefühllosigkeit kann daher Verdacht auf Bandscheibenvorfall bedeuten (aber auch andere Nervenerkrankungen oder Diabetes). Bitte abklären lassen!

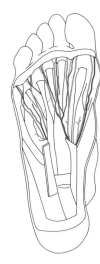

Blutgefäße und Nerven der Fußsohle

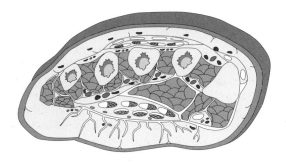

Schichten des Fußes im Querschnitt

Pathologie des Fußes:

Fußfehlhaltungen:
- Spreizfuß: eine Abflachung des Quergewölbes und Verbreiterung des Vorfußes
- Knickfuß: der Innenknöchel kippt nach innen
- Klumpfuß: eine meist angeborene Fußdeformation, bei welcher der Fuß stark nach innen gedreht ist
- Hohlfuß: wenig Fuß liegt auf, bedingt durch starken Zug im Längsgewölbe
- Senkfuß: das Längsgewölbe hat nachgegeben und liegt bei Belastung auf
- Plattfuß: die ganze Fußsohle ist auch ohne Belastung flach

Häufig findet man auch Kombinationen der genannten Fehlhaltungen.
Nuad Tao ist bei sämtlichen genannten Fußfehlhaltungen anwendbar und wohltuend!

Zehenfehlstellungen und Knochendeformationen:
- Hammerzehe: starke konstante Krümmung im Mittel- oder Endgelenk einer (meist der 2. oder 3.) Zehe
- Hallux valgus: Der Mittelfußknochen der Großzehe drängt weg vom Fuß und die Zehe wird nach innen gebogen, was zu Belastungen und Entzündungen im Großzehengrundgelenk führt. Kann durch einen Spreizfuß in Kombination mit spitzen Schuhen ausgelöst werden.
- Fersensporn: umschriebene Knochenbildung als Reaktion auf eine Verletzung, häufig am Übergang der Achillessehne in das Fersenbein
- Überbein: Dies ist eigentlich keine Knochenerkrankung, sondern eine flüssigkeitsgefüllte Bindegewebegeschwulst als Reaktion auf Überbelastung im Bereich einer Gelenkkapsel.

Nuad Tao darf bei allen Zehenfehlstellungen durchgeführt werden, solange keine Entzündung vorliegt.

Mögliche und häufige Hauterkrankungen:
- Nagel- oder Hautpilz (ist ansteckend von Fuß zu Fuß und kann viele Gründe haben): Dies ist durch Verfärbung, Hautverlust (Hautpilz) oder Nagelbettveränderung (Nagelpilz) zu erkennen. Meiden Sie die Berührung der erkrankten Stelle! Verwenden Sie dort auf keinen Fall Salben oder Cremen!
- Warzen (ansteckend, wenn sie verletzt werden): Achten Sie darauf, die Warze nicht aufzukratzen!
- Hühneraugen (= Druckstellen mit „Dorn" in der Mitte) entstehen meist durch Zehenfehlstellungen bzw. schlechte Schuhe, sind harmlos, können aber bei starkem Druck Schmerzen verursachen. Nur Streichungen!
- Rhagaden (= Risse, welche Schmerzen verursachen, wenn sie auch tiefere Hautschichten betreffen; können ein Hinweis u. a. auf eine Gefäßerkrankung, Diabetes, Nikotinsucht sein): In jedem Fall dort nicht drücken! Verwenden Sie dort keinen Thaibalm!
- Nagelbettentzündungen (sehr druckempfindlich), eingewachsene Zehennägel: Großräumig auslassen!
- Neurodermitis: Chronische Hautentzündung, nicht ansteckend. Wenn die Haut offen ist, berühren Sie sie nicht. Vermeiden Sie in jedem Fall jegliche Cremen oder Salben!
- Psoriasis (Schuppenflechte): Ist nicht ansteckend. Wenn die Haut offen ist, berühren Sie sie nicht. Vermeiden Sie in jedem Fall jegliche Cremen oder Salben!
- Hautentzündung, offene Wunden: Verwenden Sie dort keine Creme oder Salbe. Bei unbekannter Ursache lassen Sie die Erkrankung abklären.

Weiters gibt es Erkrankungen, die sich am Fuß und Unterschenkel manifestieren, ursächlich aber Stoffwechselerkrankungen sind, wie Gicht oder Diabetes. Gicht äußert sich unter anderem in Ablagerung von Harnsäurekristallen in den peripheren Gelenken, wie z. B. im Großzehengrundgelenk, was zu Entzündung mit Schwellung und Schmerzen führt.
Diabetes (= Zuckerkrankheit) kann, bedingt durch sehr schlechte Durchblutung der Haut, in fortgeschrittenem Stadium zu Nekrosen (= Gewebsverlust) führen. Auch Raucher können Probleme mit ihrer Haut bekommen, die meist trocken ist und schlecht durchblutet wird. Grundsätzlich dürfen und sollen Menschen, die rauchen, behandelt werden, wenn keine anderen massiven Beeinträchtigungen vorliegen.

Entzündungsmerkmale:
- Rötung (= Rubor)
- Wärme (= Calor)
- Schwellung (= Tumor)
- Schmerz (= Dolor)
- Funktionseinschränkung (= Functio laesa)

Die Merkmale können unterschiedlich stark ausgeprägt sein, die Schmerzempfindlichkeit ist individuell. Das Vorliegen einer Entzündung, egal ob Haut, Muskel oder Gelenk, stellt eine lokale Kontraindikation dar. Das bedeutet, dass wir entzündetes Gewebe auslassen, sowohl betreffend Druck als auch indirekt über Zug.

Indikationen und Kontraindikationen

Indikationen
- müde Füße
- Muskelschmerzen nach Überanstrengung wie langem Stehen oder Gehen
- bei allgemeiner Schwäche, z. B. bei oder nach langer Krankheit
- Probleme mit den Fußgewölben
- Schlafstörungen (Einschlaf- oder Durchschlafprobleme)
- Kopfschmerzen (unter Einbeziehung der möglichen Ursache)
- Unruhe
- kalte Füße
- Verdauungsprobleme (Verstopfung, Durchfall)
- chronische Neben- und Stirnhöhlenschmerzen
- verzögerte Menstruation, Menstruationsschmerzen
- stressbedingte Symptome
- geistige und körperliche Anspannung
- hilft, die Energie sämtlicher Organe auszugleichen
- Blutdruckprobleme
- Verspannungen

Versuchen Sie zu spüren, ob Ihre KlientIn Energie braucht, bei Schwächesymptomen und chronischen Problemen, und behandeln Sie dann eher intensiv und anregend, energetisierend.
Bei Stress-Symptomen und akuten Anliegen arbeiten Sie kalmierend, erdend, langsamer.
Wenn Sie das angeführte Programm zur Gänze durcharbeiten, holt es die Energie in die Füße und wirkt einerseits erdend, was für die meisten Menschen in unserer Zivilisation sinnvoll ist. Andererseits können Sie über die Arbeit an den Zonen und Linien anregende Impulse für Organfunktionen setzen.

Kontraindikationen

Es kann Ausschließungsgründe bzw. Kontraindikationen für die Behandlung mit Nuad Tao geben, sowohl für die gesamte Durchführung als auch für einzelne Zonen oder bestimmte Zeiten. Dementsprechend finden Sie unten angeführt eine Liste der Kontraindikationen.

Absolute Kontraindikationen
(gar kein Nuad oder Nuad Tao):
- Fieber
- akute Infekte
- bösartige Tumore
- bei Schuberkrankungen während des Schubs
- starke Osteoporose
- Wirbelsäulenprobleme (wenn noch nicht abgeklärt und freigegeben)
- starke Gefäßerkrankungen (arteriell, venös)
- akute Herz-Kreislauf-Probleme
- systemische Entzündungen (Haut, Bewegungsapparat, Organbeteiligung)
- akute traumatische Verletzungen
- Wasseransammlung in den Füßen mit Ödembildung

Relative Kontraindikationen
(Teile des Fußes sollten vermieden oder bestimmte Zeiten berücksichtigt werden):
- lokale Entzündungen (Nagelbett, Gicht, Hallux valgus u. a.)
- Schwangerschaft (Vorsicht in den ersten 3 Monaten und bei Komplikationen)
- leichte Osteoporose
- Krampfadern
- Bandscheibenvorfall, Rückenschmerzen (langes Liegen am Rücken)
- gutartige Tumore (z. B. Lipome)
- Hauterkrankungen (Pilze, Warzen, Ekzeme, Neurodermitis, Psoriasis)
- offene Wunden
- frische Narben (4 Wochen Heilungszeit empfohlen)
- Allergien auf Pflegeprodukte, eventuell auch auf Nuad Tao-Salben
- Abstand zur letzten Mahlzeit: nach leichter Kost (z. B. Suppe) 30 Minuten, nach schwerer Kost (z. B. Käsefondue) 4 Stunden

Was bedeutet das für Nuad Tao: Besprechen Sie mit Ihrer KlientIn den nachfolgenden Fragenkatalog (siehe Kapitel Befragung). Halten Sie im Zweifelsfall Rücksprache mit der behandelnden ÄrztIn.
Nuad Tao ersetzt keine schulmedizinische Behandlung.

Anamnesebogen und Behandlungsempfehlung

- Gibt es einen besonderen Grund, warum Sie zu Nuad Tao kommen?
- Vorerfahrungen mit Nuad oder Nuad Tao?
- Haben Sie zurzeit eine offene Wunde/Hautverletzung?
  Die Stelle meiden!
- Leiden Sie unter einer Pilzerkrankung an den Füßen (Haut, Nägel)?
  Die Stelle nicht berühren!
- Haben Sie einen Fersensporn, Hallux valgus, Hammerzehen oder dergleichen?
  Dort können und sollen Sie arbeiten, wenn keine Entzündung vorliegt.
- Leiden Sie unter Hauterkrankungen, Allergien?
  Bei offenen oder entzündeten Stellen lokal nicht arbeiten.
- Haben Sie Krampfadern oder andere Gefäßerkrankungen (arteriell, venös)?
  Es darf kein lokaler Druck angewendet werden. Bei Krampfadern am Knöchel oder Fußrücken sollte Ihre KlientIn auf Nuad Tao verzichten.
- Haben Sie eine Stoffwechselerkrankung (z. B. Gicht, Diabetes)?
  Sie dürfen und sollen Nuad Tao anwenden, wenn die Füße nicht befallen sind (Wunden, Entzündungen).
- Haben Sie einen Bandscheibenvorfall?
  Wenn die Person liegen kann, dürfen Sie arbeiten, sollten aber die Zone der Wirbelsäule am Fußinnenrand (= Sen Sumana) auslassen.
- Haben Sie Kopfschmerzen?
  Erfragen Sie die Ursache und arbeiten Sie dementsprechend! Nuad Tao kann hilfreich sein!
- Gibt es akute oder chronische Beschwerden/Schmerzen bzw. Erkrankungen?
  Berücksichtigen Sie die möglichen Kontraindikationen! Arbeiten Sie in den entsprechenden Zonen und mit den Energielinien auf die KlientIn abgestimmt.
- Werden Medikamente eingenommen? Wenn ja, welche und wofür?
  Diese Frage hilft, sich an eventuell vergessene Symptome zu erinnern. Möglicherweise sind sie für die Sitzung wichtig.
- Haben Sie jetzt die Menstruation?
  Bei starker Blutung meiden Sie die Beckenzone, bei schmerzhafter Blutung arbeiten Sie den ganzen Fuß und besonders die Beckenzone ausgiebig, um die Krämpfe zu lindern!
- Besteht die Möglichkeit einer Schwangerschaft? Wenn ja, in welchem Monat sind Sie und wie ist der Verlauf?
  Wenn die Schwangerschaft ohne Probleme verläuft, auch bisher keine Fehlgeburten oder Risikoschwangerschaften waren, können Sie Nuad Tao durchfüh-

ren. Beachten Sie die Wirkungen einzelner Griffe. Falls Ihre Klientin nicht am Rücken liegen kann, bieten Sie ihr einen Stuhl an. Sie wird es genießen!

- Wie ist Ihr Blutdruck?
  Bei niederem Blutdruck sollten Sie dynamischer arbeiten und besonders die Energiezone des Solarplexus anregen. Bei hohem Blutdruck können Sie versuchen, mit ruhigen Griffen ausgleichend zu wirken. Hoher Blutdruck kann unterschiedliche Ursachen haben, was zu berücksichtigen ist.
- Gab es Operationen? Wenn ja, welche und wann?
  Nach Operationen am Bein sollten einige Wochen vergehen, bevor Sie Nuad Tao anwenden.
- Haben Sie Osteoporose/Neigung zu Knochenbrüchen?
  Spielt weniger Rolle als beim Ganzkörper-Nuad. Lassen Sie die Übung, bei der Sie die Mittelfußknochen zusammendrücken, aus!
- Sind Sie in ärztlicher Behandlung?
  Wenn ja, kann eine Abklärung vor der ersten Sitzung sinnvoll sein.
- Was tun Sie für Ihre Gesundheit (Sport, Yoga, ...)?
  Hilft, sich ein Bild von Ihrer KlientIn zu machen.

II Grifftechniken

in alphabetischer Reihenfolge:

- Drücken mit beiden Daumen über dem Handtuch (1)
- Drücken mit der dünnen oder dicken Stäbchenspitze, an den Energiezonen (2)
- Drücken mit dem Handballen (3)
- Drücken mit einem Daumen über dem Handtuch, an den Energielinien (4)
- Drücken mit einem oder beiden Daumen (5)
- Kreisen des Knöchelgelenks (6)
- Kreisender Druck mit dem Daumen (7)
- Kreisender Druck mit dem Fingerrücken (8)
- Kreisender Druck mit der Stäbchenseite (9)
- Klopfen mit dem dicken Stäbchenende (10)
- Klopfen mit dem Handrücken auf der Fußsohle (11)
- Klopfen mit der Faust auf der Fußsohle (12)
- Klopfen mit der flachen Hand auf dem Fußrücken „Wasserrad" (13)
- Reiben mit den Handflächen (14)
- Reiben mit einem Fingergelenk (15)
- „Sägen": Reiben mit der dünnen Stäbchenseite hinter dem Knöchel (16)
- „Schälen": Reiben mit der dünnen Stäbchenseite über die Zehen (17)
- Schieben/Streichen mit dem flachen Daumen (18)
- Schieben/Streichen mit der dicken Stäbchenseite (19)
- Schieben/Streichen mit der Handfläche (20)
- Schieben/Streichen mit der Stäbchenspitze (21)
- „Schnippen" mit Zeige- und Mittelfingermittelglied (22)
- „Wackeln" des Fußes am Knöchel (23)
- „Wackeln" des Vorfußes (24)
- „Zerreißen": Ziehen mit beiden Daumen (25)
- Ziehen mit dem Fingerrücken (26)

Bei gleicher Druckstärke ist die Wahrnehmung der Intensität unterschiedlich, je nachdem, ob Sie eine Technik flach (ganze Hand) oder punktuell (Daumenbeere) ausüben. Punktueller Druck wird immer als stärker empfunden. Um intensiven Druck angenehmer zu gestalten, sollten Sie mit der anderen Hand immer unterstützend passiv am zu behandelnden Fuß sein.

Achten Sie grundsätzlich auf Ihre Körperhaltung: Sie sollte ergonomisch sein und den Energiefluss bei Ihnen gewährleisten. Entspannen Sie zu Beginn Ihren ganzen Körper. Wenn Sie am Boden arbeiten, wechseln Sie gelegentlich die Beinposition (Schneidersitz, Grätsche, halber Schneidersitz).

Die Bewegung, die Sie mit den Händen machen, soll aus dem Körper kommen. Das heißt, wenn Sie am Fuß Ihrer KlientIn zu deren Körper streichen, soll Ihr Oberkörper nach vorne gehen, und wenn Sie in Richtung Zehenspitzen streichen, dann soll Ihr Oberkörper nach hinten schaukeln – immer in einer rhythmischen Bewegung. Das hat Vorteile für Sie und für Ihre Klientin: Sie strengen sich weniger an, wenn die Kraft und Schwingung für die Arbeit aus dem Körper kommt und Sie Ihre Schultern hängen lassen können. Auch für Ihre Klientin ist es harmonischer, trotz höher Intensität. Manchmal sind die Bewegungen stärker wie beim Creme-Verteilen, manchmal nur leicht, wie beim Drücken der Energiepunkte.

Achten Sie beim Drücken der Energiepunkte besonders auf den Druckaufbau: lokalisierende, tastende Kontaktnahme, Druck stärker werden lassen, halten (ca. 5 Sekunden), weich, leicht kreisend loslassen. Bei akut-schmerzhaften Punkten nehmen Sie den Druck zurück, bis knapp unter die Schmerzgrenze. Wenn der Schmerz nachgelassen hat, können Sie wieder etwas intensiver arbeiten.

Bei chronischen Problemen sind die Zonen oft weniger sensibel, da müssen Sie tiefer arbeiten, mit steil aufgesetztem Daumen und tiefem kreisendem Druck.

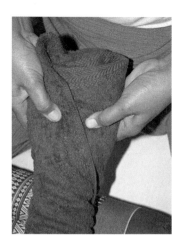

Drücken mit beiden Daumen über dem Handtuch (1)

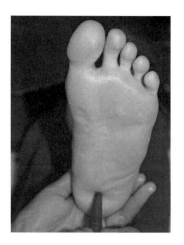

Drücken mit der dünnen oder dicken Stäbchenspitze, an den Energiezonen (2)

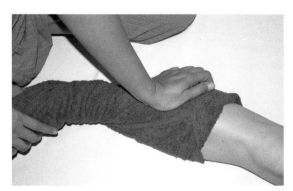

Drücken mit dem Handballen (3)

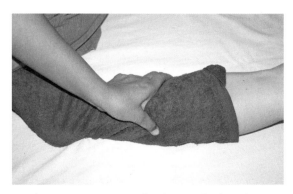

Drücken mit einem Daumen über dem Handtuch, an den Energielinien (4)

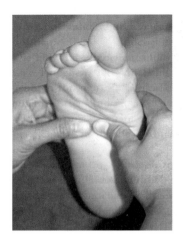

Drücken mit einem oder beiden Daumen (5)

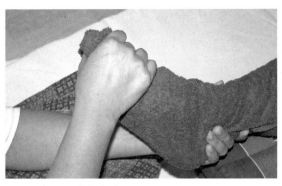

Kreisen des Knöchelgelenks (6)

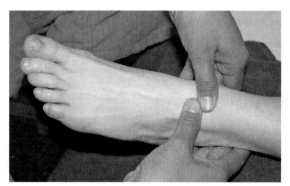

Kreisender Druck mit dem Daumen (7)

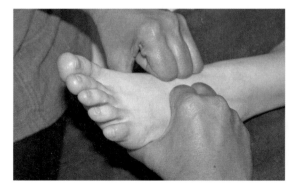

Kreisender Druck mit dem Fingerrücken (8)

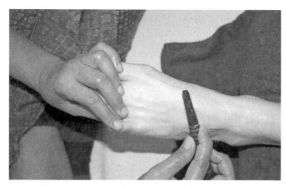

Kreisender Druck mit der Stäbchenseite (9)

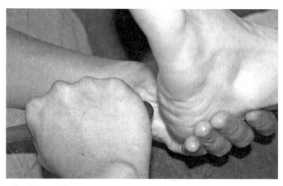

Klopfen mit dem dicken Stäbchenende (10)

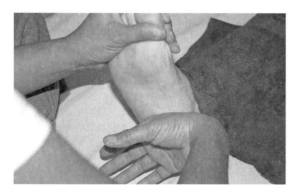

Klopfen mit dem Handrücken auf der Fußsohle (11)

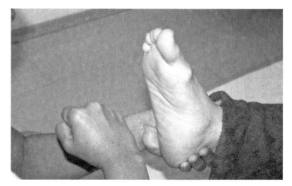

Klopfen mit der Faust auf der Fußsohle (12)

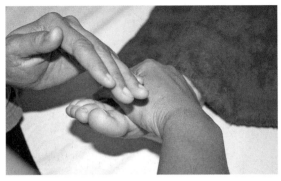

Klopfen mit der flachen Hand auf dem Fußrücken „Wasserrad" (13)

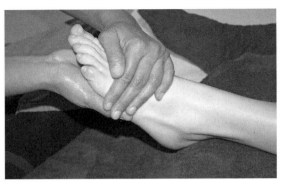

Reiben mit den Handflächen (14)

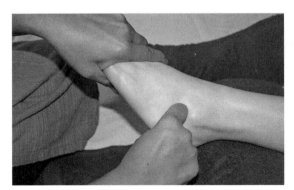

Reiben mit einem Fingergelenk (15)

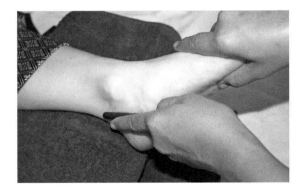

„Sägen": Reiben mit der dünnen Stäbchenseite hinter dem Knöchel (16)

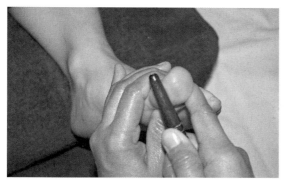

„Schälen": Reiben mit der dünnen Stäbchenseite über die Zehen (17)

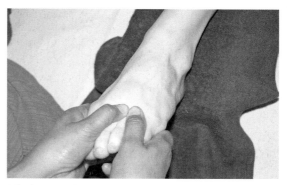

Schieben/Streichen mit dem flachen Daumen (18)

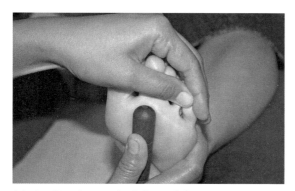

Schieben/Streichen mit der dicken Stäbchenseite (19)

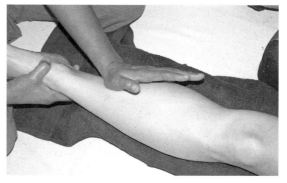

Schieben/Streichen mit der Handfläche (20)

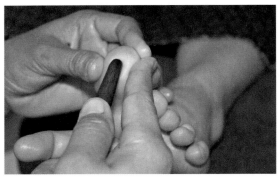

Schieben/Streichen mit der Stäbchenspitze (21)

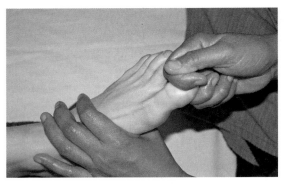

„Schnippen" mit Zeige- und Mittelfingermittelglied (22)

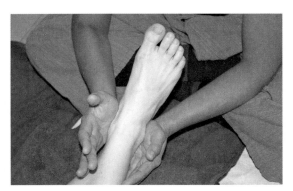

„Wackeln" des Fußes am Knöchel (23)

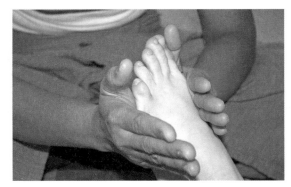

„Wackeln" des Vorfußes (24)

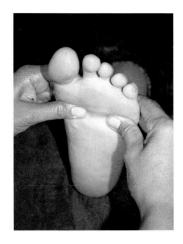

„Zerreißen": Ziehen mit beiden Daumen (25)

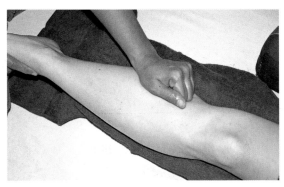

Ziehen mit dem Fingerrücken (26)

III Cremes, Salben und Wickel

In Thailand üblich sind spezielle Cremes mit Kampfer und Menthol, die nach der Begrüßung der Füße und nach Lockerungsübungen gleichmäßig verteilt und eingerieben werden. Zweck der Cremes und Salben ist verbesserte Geschmeidigkeit, aber auch Erwärmung mittels der ätherischen Öle, wodurch Entspannung und Erdung gefördert werden.
Sie können sich aber auch aus Shea-Butter mit Zusätzen wie Rosmarin, Eukalyptus oder Arnika selbst Salben herstellen, die somit frei von Erdöl oder Palmöl sind (Erklärung am Ende des Kapitels).

Shea-Butter ist aufgrund des Verhältnisses von Fett und Wasser sehr gut zur Anwendung bei Nuad Tao geeignet, da sie nur langsam einzieht und einen leicht fetten Film hinterlässt. Die Haut wird dadurch sehr geschmeidig und gepflegt.

Rezept: Kaufen Sie in der Apotheke Dosen zu 100 ml und befüllen Sie diese mit Shea-Butter. Fügen Sie pro Dose 5 Tropfen Eukalyptus-Aromaöl, am besten biologisch reines Öl wie von Primavera, hinzu und rühren Sie mit einem Plastik- oder einem Holzstiel geduldig um, damit sich das Aroma wirklich gut verteilt. Sie können statt Eukalyptus auch andere aromatische Öle verwenden, je nach Vorliebe und Bedarf Ihrer KlientIn.

Pflanzenöle wie Olivenöl, Jojobaöl, Weizenkeimöl oder Leinöl enthalten Vitamine, wie z. B. Vitamin E zur Pflege der Haut, und dringen in tiefere Hautschichten ein, wo sie auch abgebaut werden. Sie wirken entzündungshemmend und unterstützen die physiologische Hautbarriere gegen Keime. Und sie können biologisch und fair produziert werden.

Wirkungen verschiedener Aromastoffe in Ölen und Cremes (alphabetisch):
Arnika: entzündungshemmend, durchblutungsfördernd, schmerzlindernd. Wegen der Dosierung nur fertige Ölmischungen oder Cremes verwenden!
Birke: antirheumatisch, zur Wundheilung, bei Hautproblemen

Eukalyptus: antibakteriell, entzündungshemmend, durchblutungsfördernd, psychisch beruhigend

Fichte: durchblutungsfördernd, schmerzlindernd, entkrampfend (Muskeln), psychisch entspannend

Ingwer: antirheumatisch, krampflösend (Muskeln), bei Verstauchungen, bei Zerrungen, bei Verspannungen

Jasmin: wirkt psychisch entspannend, regt die Sinne an (gut für das Fußbad)

Johanniskraut (Blüten): entzündungshemmend (Haut, Gelenke, Nerven), bei Verbrennungen, Verstauchungen, Verspannungen, antirheumatisch

Kamille: entzündungshemmend, beruhigend (Haut, Psyche), gut für das Fußbad

Kampfer: antirheumatisch, schmerzlösend (Muskeln, Gelenke), gut bei Verspannungen. Vorsichtig dosieren wegen möglicher Überempfindlichkeit, kann toxisch wirken! Nicht bei Kindern unter 7 Jahren anwenden!

Lavendel: antibakteriell, wundheilend, beruhigend, stärkend, ausgleichend (gut für das Fußbad)

Limetten (Früchte): hautreinigend, straffend, pflegend, desinfizierend (gut für das Fußbad)

Mandarinen (Früchte): hautreinigend, straffend, pflegend, desinfizierend

Minze (Menthol): kühlend, juckreizlindernd, keimtötend, schmerzstillend, krampflösend, gut bei Moskitostichen, bei Prellungen und Zerrungen

Ringelblume: hilft bei Hautentzündungen, schlecht heilenden Wunden, pilzhemmend

Rose: antiseptisch, schmerzlindernd, entzündungshemmend, wundheilend (gut für das Fußbad)

Rosenholz: hautfreundlich, antiseptisch, psychisch ausgleichend

Rosmarin: schmerzlindernd (Muskeln), stark anregend, durchblutungsfördernd

Sandelholz: antiseptisch, bei Krampfadern, bei reizbarer und/oder schuppiger Haut

Tamarinde (Früchte): hautreinigend, straffend, pflegend, desinfizierend

Teebaumöl: keimtötend, hautfreundlich, schmerzlindernd

Thymian: antiseptisch, psychisch aufbauend

Weihrauch: entzündungshemmend, schmerzlindernd, adstringierend, zur Narbenbehandlung, bei Krampfadern

Zimt (Rinde): mental entspannend, regt die Sinne an, wehenfördernd

In Thailand üblich ist auch die Verwendung von Thai-Balm, einem stark ätherischen Balsam, mit dem Fußzonen eingerieben, durchblutet und aktiviert werden können.

Wickel:
Das Bein, an dem nicht gearbeitet wird, wie z. B. nach der Begrüßung und Lockerung, soll vom Fuß bis zum Knie eingepackt werden, was einerseits die Wärme hält und andererseits Geborgenheit vermittelt. Dabei ist darauf zu achten, dass der Wickel weder zu eng noch zu locker ist. Die KlientIn soll die Zehen noch bewegen können. Eine genaue Anleitung finden Sie im Übungsteil.

Warum ohne Mineralöl:
Mineralöl ist chemisch aufbereitetes Erdöl, für dessen Gewinnung weite Landstriche unbewohnbar werden, Wasser wird verseucht, Menschen werden enteignet und vertrieben, die Natur wird langfristig geschädigt. Für die Haut ist Mineralöl ein Fremdkörper, der nur an der Oberfläche bleibt, diese scheinbar glättet, dabei aber das natürliche Gleichgewicht zerstört. Durch das Verschließen der Schweißporen wird der Säureschutzmantel und damit die Barriere gegen Bakterien gehemmt. Sehr stark fetthaltige Cremes können zu einer pathologischen Verhornung führen. Das gilt aber auch für Pflanzenfette.
Siehe auch: http://www.dermaviduals.de/deutsch/publikationen/hautschutz/oele-und-fette-in-kosmetischen-produkten-natur-contra-petrochemie.html

Warum ohne Palmöl:
Palmöl ist zwar ein Pflanzenöl, wird aber meist auf Plantagen in Brasilien, Thailand oder Indonesien gewonnen, wofür Regenwald gerodet wird. Auch die Zulieferer großer Ketten kaufen das Öl bei Firmen, die dafür entweder Wald roden oder vormals gerodete Flächen verwenden bzw. durch gelegten Waldbrand Gebiete gezielt „vorbereiten".
Siehe dazu auch: http://www.greenpalm.org
Wer mehr über Aromastoffe wissen will, dem empfehle ich folgende Seite:
http://www.aetherische-oele.net/aetherische-oele/index.html

IV Praxis, Vorbereitung und Ablauf

Erstkontakt, Befragung und Befundung der KlientInnen

In Europa wird der erste Kontakt meist telefonisch hergestellt, wo bereits ein Eindruck gewonnen werden kann. Stimmführung und Artikulation ermöglichen Rückschlüsse auf physische oder psychische Zustände. Raucherstimme lässt auf trockene Haut, Neigung zu Rhagaden und Durchblutungsproblemen schließen. Starke Schleimbildung ist ein Hinweis auf Erkältung und kann zu Schwierigkeiten beim Liegen auf dem Rücken führen. Kurzatmigkeit könnte mit Herz- oder Lungenproblemen zusammenhängen, aber auch mit Stress. Eine sehr leise, unsichere Stimme lässt eine dementsprechende Persönlichkeit erwarten, die möglicherweise ihre Probleme „hinunterschluckt".
Fragestellungen über die Lebensweise und medizinische Befunde helfen, das Bild abzurunden.
Bei Eintreffen der KlientIn beobachten Sie die Körperhaltung und den Gang. Eventuelle Asymmetrien können Aufschluss über Verspannungen oder Schmerzen geben. Gelenkschmerzen, Dysplasien (= Fehlbildungen) oder Beckenschiefstand wären mögliche Ursachen.
Nehmen Sie sich bei der ersten Sitzung reichlich Zeit für ein Vorgespräch, dessen Inhalt Sie sich notieren, während Ihre KlientIn das Fußbad nimmt.
Verinnerlichen Sie die Kontraindikationen, die Sie – soweit nicht augenscheinlich – von Ihrer KlientIn erfragen müssen, wie z. B. den Beginn einer Schwangerschaft.
Bei jeder weiteren Sitzung sollten Sie Fragen betreffend dem Wohlbefinden stellen, zwischenzeitliche Beobachtungen der KlientInnen reflektieren und dadurch individuelles Arbeiten ermöglichen.

Begrüßen = Sprechen – Hören – Schauen – Riechen – Tasten

- Sprechen Sie vorsichtig über Lebensweise, Gewohnheiten, Probleme und Krankheiten.
- Fragen Sie nach dem Beruf, Sport und anderem Ausgleich (siehe Anamnese).

- Welche Schuhe werden tagsüber getragen und gibt es Alternativen?
- Hören Sie gut zu! Versuchen Sie wertfrei wahrzunehmen, was Ihre KlientIn sagt und auch nicht sagt.
- Achten Sie auf die Schuhe, mit denen Ihre KlientIn in Ihre Praxis kommt.
- Betrachten Sie zu Beginn der Sitzung die Füße und Beine – was ist augenscheinlich? Achten Sie auf Krampfadern, Besenreißer, Warzen, Hühneraugen, harte Haut mit Rissen, Überbein, Hammerzehen, Fersensporn, Missbildungen, Fehlstellungen, eingewachsene Zehennägel, Hautbeschaffenheit wie Farbe, Probleme (Neurodermitis und andere Ekzeme, Pilze usw.), aber auch Operationen, Narben, offene Wunden.

Bei starker Verhornung fragen Sie nach der Pflege und empfehlen Sie fettarme Produkte (siehe Kapitel Creme und Wickel). Die Ursachen hierfür können vielfältig sein (Schuhwerk, Fußstellung, Durchblutungsstörung, falsche Pflege). Sie können Ihrer KlientIn auch zu gelegentlicher medizinischer Fußpflege raten.

Wie riecht Ihre KlientIn? Verwendet sie/er Parfüm? Wie riechen die Füße? Nehmen Sie eine Nase voll: riecht sie/er nach Stress, Angst, Schweiß, Krankheit, glücklich wie ein Baby?

Hier geht es darum, Ihre KlientIn mit allen Sinnen wahrzunehmen, wertfrei, um sie/ihn dort abzuholen, wo sie/er steht. Gibt es bestimmte Probleme oder will sie/er einfach nur genießen?

Bei saurem Schweiß könnte ein Problem mit dem Stoffwechsel, besonders dem Säure-Basen-Gleichgewicht, vorliegen – z. B. durch Kaffee, Süßigkeiten oder Rohkost am Abend.

Wenn Sie die Füße berühren, ist dies der „Händedruck", welcher der KlientIn Ruhe, Entspannung, Sicherheit gibt, Kompetenz vermittelt, sie/ihn ankommen lässt.

Achten Sie darauf, während der Sitzung möglichst wenig zu sprechen. Machen Sie die KlientIn schon im Vorgespräch darauf aufmerksam, dass sie/er Wichtiges fragen, sagen oder besprechen darf, im Übrigen aber keine Unterhaltung erwünscht ist, wodurch Entspannung möglich werden soll. Wenn Ihnen Reaktionen auffallen (wie Zucken, Verkrampfen, Verziehen des Gesichts) oder Ihre KlientIn Schmerzen oder Unwohlsein äußert, sollen Sie darauf eingehen, dürfen Sie nachfragen. Sie können aber nach dem Auslösen von Schmerzen auch nur die Hände auflegen oder darüber streichen und dann nochmals langsam den Punkt drücken bzw. die Bewegung ausführen. Achten Sie darauf, innerhalb der Schmerzgrenze zu bleiben. Viele KlientInnen wollen wissen, wieso etwas schmerzt oder welcher Punkt das ist. Lassen Sie sich nicht schnell zu einer Erklärung verleiten! Manche Zonen melden sich, bevor sich etwas im Körper manifestiert und vom Körper eigenständig geheilt wird. Nuad Tao kann sozusagen ganz nebenbei diese Prozesse günstig beeinflussen. Beobachten Sie, ob derselbe Punkt bei den nächsten Sitzungen wieder auffällt. Im Zweifelsfall lassen Sie das vermeintliche Problem abklären.

Vorbereitung und Einstimmung

- Matte oder Massageliege mit Leintuch bedecken
- Kurze Hose oder thailändische Wickel-Hose
- 2 thailändische Kniepölster
- 2 Handtücher (Format 40 x 70 cm)
- Stäbchen (desinfiziert!)
- Cremes richten
- Handdesinfektionsmittel zur Reinigung nach der Arbeit

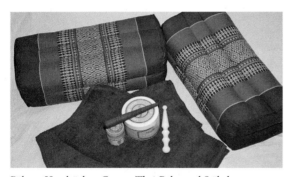

Pölster, Handtücher, Creme, Thai-Balm und Stäbchen am vorbereiteten Arbeitsplatz

Da bei Nuad Tao auch die Beine mit Creme behandelt werden, empfiehlt es sich, entweder die KlientInnen zu bitten, eine kurze Hose mitzubringen, oder Sie legen eine Wickelhose bereit, wie dies auch in Thailand üblich ist.

Idealerweise bieten Sie besonders älteren KlientInnen eine Massageliege oder einen Kosmetikstuhl an, da das Aufstehen von der Matte auf dem Boden beschwerlich sein kann.

Fußreinigung entweder mit Feuchttuch oder mit Fußbad

Feuchttuch: Nehmen Sie ein Tuch mit warmem Wasser oder ein industriell hergestelltes Feuchttuch, z. B. mit Kamillenextrakt, und reinigen Sie zuerst den Fußrücken, dann die Innenseite, die Außenseite, die Zehenzwischenräume und zuletzt die Fußsohle. Damit vermeiden Sie es, den Schmutz der Fußsohle wieder zu verteilen. Scheuen Sie nicht davor zurück, bei Bedarf mehrere Tücher zu verwenden. Bei der Reinigung und eventuellen Trocknung des Fußes können Sie sich bereits ein Bild über den Zustand machen, mögliche Ausschließungsgründe wie Wunden feststellen und sogar bestimmte Auffälligkeiten bei Energiezonen wahrnehmen.

Fußbad: Bereiten Sie in einer kleinen Wanne warmes Wasser mit einem wohlriechenden, reinigenden Badezusatz wie Lavendel- oder Rosenseife. Sie können auch Blüten (in Thailand z. B. Lotusblüten oder Limonenscheiben) ins Wasser legen. Die Füße Ihrer KlientIn sollen nun einige Minuten darin ruhen. Danach waschen Sie die Füße ab und trocknen sie gründlich.

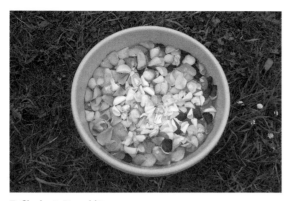

Fußbad mit Rosenblüten

Weitere Vorbereitungen

Die Atmosphäre soll der KlientIn Ruhe und Entspannung geben:
- für das Auge: aufgeräumt und sauber, geringe Dekoration usw.
- für das Ohr: ruhige Musik bei Bedarf oder andere Geräusche wie Zimmerbrunnen
- für die Nase: zarter Duft, Gerüche

Bei der Vorbereitung des Raumes versuchen Sie Ihre Gedanken und Intention auf das Gefühl von Wohlempfinden („sabai, sabai" – wie die Thais sagen) und Geborgenheit für Ihre jeweilige KlientIn zu richten.

Der Raum soll gut beheizbar sein und regelmäßig gelüftet werden. Die ideale Raumtemperatur liegt zwischen 22 und 25 Grad Celsius.

Meditation
Falten Sie Ihre Hände vor der Brust und öffnen Sie damit Ihr Herz/Energiezentrum. Versuchen Sie sich zurückzunehmen, zu leeren, zu fokussieren, im Hier und Jetzt zu sein, sich zu erden. Atmen Sie drei Mal in die Mitte. Nehmen Sie sich vor, zum Wohl der KlientIn zu agieren und die Energie fließen zu lassen. Sie können auch leise, tonlos, innerlich ein Mantra rezitieren. Siehe dazu unter „Mantra".

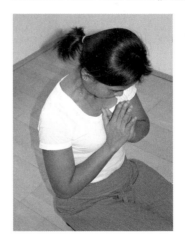

Meditation in Mantra-Haltung

Übungen

PHASE 1: Mantra und Begrüßen

Übung 1:
Begrüßung der Füße
Sie legen beide Hände auf die Fußrücken, die Zeigefingerballen sollen dabei die obere Knöchelmitte zwischen den Sehnen der Zehenstreckmuskeln bedecken. Vielleicht spüren Sie den Puls zart. Dies ist ein „Wind"-Punkt. Üben Sie dabei keinen Druck aus, nehmen Sie nur Kontakt auf und ermöglichen Sie erste Entspannung. Dann streichen Sie sachte Richtung Zehen ab.

Wirkung:
- öffnet für die Sitzung und entspannt
- Zeichen für Entspannung sind: lockere Schultern, Öffnung der Arme, Atmung wird ruhiger und gleichmäßiger

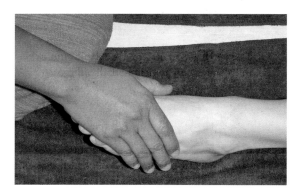

PHASE 2: rechter Fuß: Schütteln und Drücken, Einwickeln

Übung 2:
„Wackeln" des Fußes am Knöchel
Anschließend wenden Sie sich dem rechten Bein zu. Legen Sie ein Polster unter den Unterschenkel und Ihre Hände von links und rechts auf die beiden Knöchel, die Mitte Ihrer Handteller auf Höhe der Knöchelspitze. Die Kleinfingerballen beider Hände legen Sie links und rechts unter die Fußknöchel, den Rest der Hände lassen Sie locker, wie wenn Ihre Hände einen Kelch formen. Dann bewegen Sie Ihre Hände rasch und abwechselnd Richtung Zehen, sodass der Fuß wackelt. Das Bein vom Knöchel körperwärts soll eher ruhig liegen.

Wirkung:
- Lockerung der Gelenke im Fußwurzel- und Mittelfußbereich

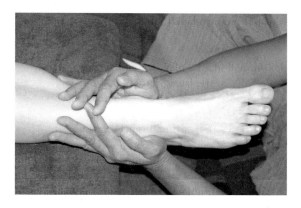

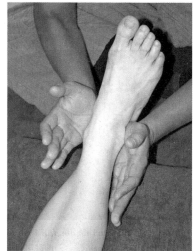

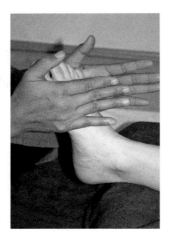

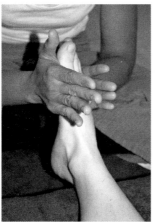

Übung 3:
"Wackeln" des Vorfußes
Legen Sie Ihre Handteller an den Vorfuß links und rechts der Grundgelenke von 1. und 5. Zehe. Bewegen Sie Ihre Hände gegeneinander in rascher Folge Richtung Fußrücken und Fußsohle.
Wirkung:
- Lockerung der Gelenke im Mittelfußbereich und der Grundgelenke sämtlicher Zehen

Übung 4:
Nun überkreuzen Sie die Finger beider Hände, legen die Handflächen links und rechts an die Zehengrundgelenke und drücken zusammen, wodurch die Fußseiten nach unten bewegt werden sollen und die Längsfalte deutlich sichtbar wird. Wandern Sie in zwei bis drei Schritten bis zur Fußwurzel und wieder zurück.
Wirkung:
- Unterstützung des Gewölbes

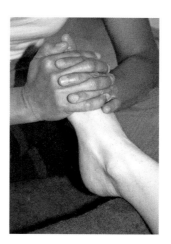

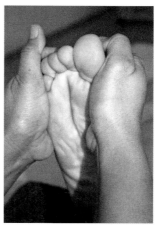

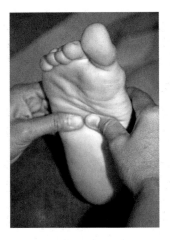

Übung 5:

„Großes I"

Drücken Sie mit den Daumen beider Hände in die Fußmitte, beginnend unter dem Ballen, und rollen Sie ein wenig auseinander, während Sie den Druck reduzieren. Wandern Sie bis zum zehenseitigen Fersenrand, dann wieder zurück zum Ballen. Fünf Mal pro Richtung.

Wirkung:
- löst Blockaden zwischen Innenfuß und Außenfuß
- löst Verspannungen an der Fußsohle
- hilft bei Neigung zu Krämpfen
- gut bei Verklebungen des Bindegewebes
- verbessert die Beweglichkeit der Fußgewölbe

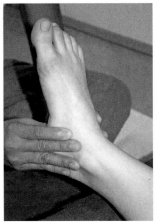

Übung 6:
Dann heben Sie den rechten Fuß Ihrer KlientIn an, ziehen das Polster weg und schieben ein Handtuch in Längsrichtung unter Fuß und Wade. Das Handtuch soll aber etwas schräg liegen, die innere Ecke vor den Zehen. Nun schlagen Sie den inneren Zipfel über die Zehen.

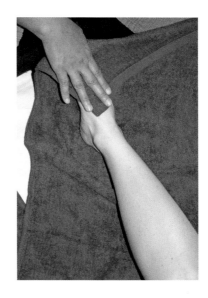

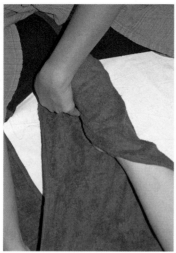

Übung 7:
Den äußeren Zipfel wickeln Sie über den Rist und Unterschenkel. Das Tuch soll gespannt am Fuß anliegen. Dann legen Sie das Tuch von der Innenseite möglichst faltenfrei über den Fuß und Unterschenkel.

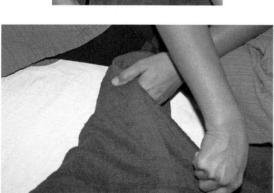

Übung 8:
Heben Sie den Unterschenkel an und wickeln Sie das Tuch noch einmal um die Wade, sodass es eng anliegt.

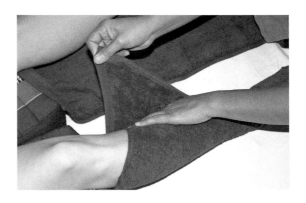

Übung 9:
Den unteren Zipfel kippen Sie nun über das obere Ende.

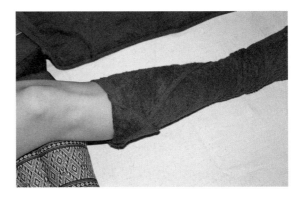

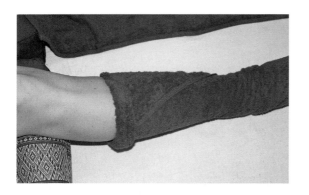

Übung 10:
Dann schlagen Sie den ganzen körpernahen Abschluss noch einmal nach außen um. Heben Sie das Bein an und schieben Sie ein Polster quer unter das Knie, damit dieses und auch die Lendenwirbelsäule entspannt liegen können.
Wirkung:
- hält die Füße warm

PHASE 3: linker Fuß: Schütteln und Drücken, Durcharbeiten mit Creme

Übung 11:
Als nächstes wenden Sie sich dem linken Bein zu, schieben wieder ein Polster unter den Unterschenkel und schütteln den Fuß unterhalb des Knöchels, wie in Übung 2 beschrieben.

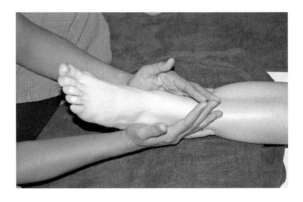

Übung 12:
Lockern Sie den Vorfuß wie bei Übung 3.

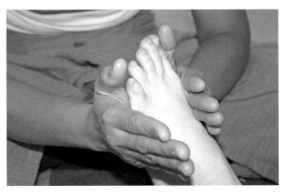

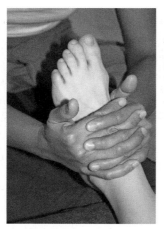

Übung 13:
Drücken Sie den Fuß wie bei Übung 4.

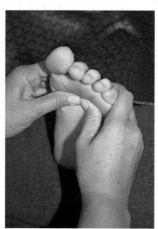

Übung 14:
„*Großes I*" wie bei Übung 5 beschrieben.

Übung 15:
Nehmen Sie reichlich Creme für beide Hände, legen Sie eine Hand quer über die Fußsohle, die andere Hand entgegengesetzt auf den Fußrücken und reiben Sie gleichzeitig mit beiden Händen von den Zehen zur Ferse. Ebenso zurück, dabei über die Zehen hinwegstreichen. („Gute Energie geben, schlechte nehmen"). Dann wechseln Sie die Hände (unten/oben) und wiederholen die Übung. Anschließend wieder wechseln und mehrmals wiederholen. Die Creme soll einen gleichmäßigen Film bilden. Achten Sie darauf, aus Ihrem Körper zu arbeiten. Das heißt, dass Sie beim Hinstreichen mit dem Körper zum Fuß pendeln und sich beim Zurückstreichen etwas nach hinten lehnen.

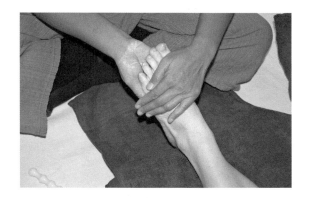

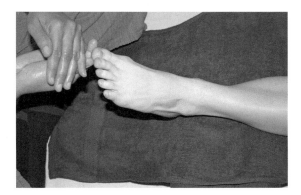

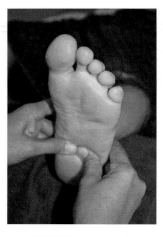

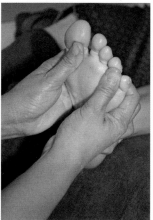

Übung 16:
„Y"
Legen Sie die Daumen beider Hände auf die Mitte des zehenseitigen Fersenrandes, streichen Sie durch die Fußmitte und seitlich von Großzehen- und Kleinzehenballen vorbei zu den Zwischenräumen der 1./2. und der 4./5. Zehe. Die Daumenspitzen zeigen dabei in Richtung der Zehenspitzen. Wiederholen Sie dies zehn Mal.

Wirkung:
- Durchblutung der kurzen Zehenbeuger
- löst Verspannungen an der Fußsohle
- Anregung der Energiezonen von Dünndarm und Niere

Übung 17:
„Verkehrtes Y"
Dann legen Sie die Daumen unterhalb der Zehenballen, links und rechts knapp unter dem Grundgelenk der 3. Zehe, streichen mit Kraft und Schwung durch die Fußmitte zur Ferse und links und rechts der Ferse hinweg.

Wirkung:
- Durchblutung der kurzen Zehenbeuger
- löst Verspannungen an der Fußsohle
- Anregung der Energiezonen von Dünndarm und Niere

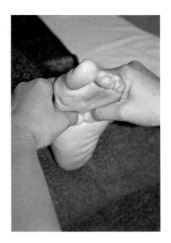

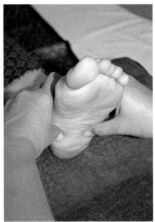

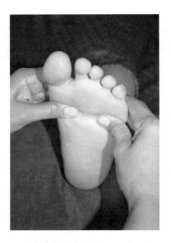

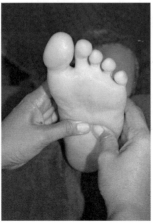

Übung 18:
„Zerreißen"
Nun drücken Sie in die Mitte des Fußgewölbes auf Höhe der Ballen und ziehen mit beiden Daumen in einem flachen Bogen links und rechts zur Seite, dann eine Daumenbreite weiter unterhalb beginnen und wieder ziehen. Bis zum Fersenrand, und wieder zum Vorfuß. Mehrmals wiederholen.

Wirkung:
- dehnt das Quergewölbe
- löst Verhärtungen des Bindegewebes

Übung 19:
Halten Sie mit der Innenhand die Zehen und schließen Sie die Außenhand zur lockeren Faust, wobei der Daumen außen bleibt. Dann verteilen Sie mit dem flachen Fingerrücken des mittleren Fingergliedes aller Finger etwas Creme am Fußrücken.

Wirkung:
- Förderung der Durchblutung der kurzen Zehenstreckmuskeln
- gut bei Verklebungen der Sehnen am Fußrücken

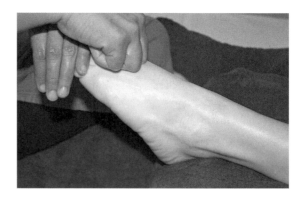

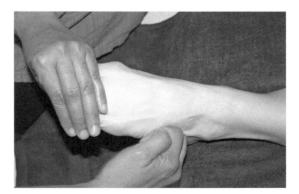

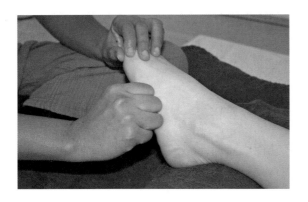

Übung 20:
Streichen Sie mit derselben Technik an der Fußaußenseite von der kleinen Zehe zum Knöchel und drucklos zurück. Lassen Sie auch bei dieser Übung Ihren Körper mitschwingen.
Achtung: beim Vorsprung des fünften Mittelfußknochens nur leicht darüberziehen.
Wirkung:
- regt Sen Ittha (links außen) bzw. Sen Pingkhala (rechts außen) an
- entspannt und stärkt den unteren Rücken

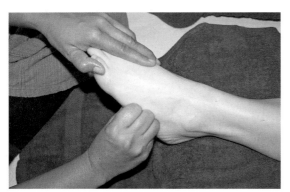

Übung 21:
Bearbeiten Sie nun ebenso die Außenseite der Ferse, zwischen Fußrand und Achillessehne, indem Sie in einem 90-Grad-Winkel wie ein Scheibenwischer hin- und herreiben. Sie können den Daumen flach und drucklos auf die Fußsohle legen, um bei der Bewegung nicht abzurutschen.

Wirkung:
- besonders gut nach abgeheilten Gelenksergüssen und Supinationstraumata, um das Bindegewebe zu durchbluten und Schlacken abzutransportieren

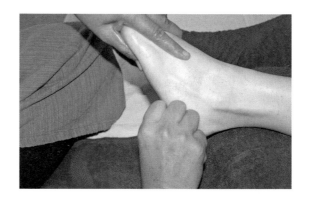

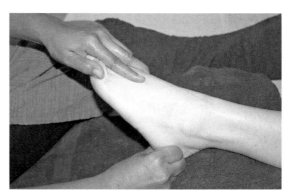

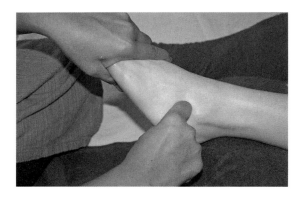

Übung 22:
Dann legen Sie die Knöchel des 2. und 3. Fingers in den Gelenkspalt des Außenknöchels und reiben in Halbmondform auf und ab. Sie können den Daumen auch bei dieser Übung flach und drucklos auf die Fußsohle legen, um bei der Bewegung nicht abzurutschen.

Wirkung:
- besonders gut nach abgeheilten Gelenksergüssen und Supinationstraumata, um das Bindegewebe zu durchbluten und Schlacken abzutransportieren
- gut bei steifen Fußgelenken, verkürzter Kapsel und Bändern

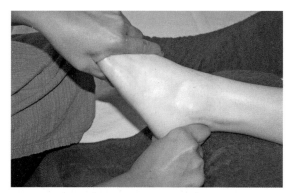

Übung 23:
Ebenso bearbeiten Sie den Innenrand des Fußes, diesmal mit der Innenhand (siehe Übung 20).
Wirkung:
- regt Sen Sumana an
- gut für den gesamten Rumpf

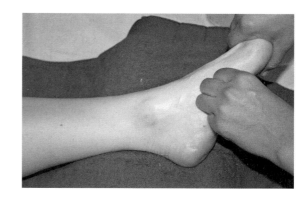

Übung 24:
Bearbeiten Sie die Ferse wie an der Außenseite (siehe Übung 21).
Wirkung:
- Anregung der Beckenorgane
- Achtung: Nicht in den ersten drei Schwangerschaftsmonaten!

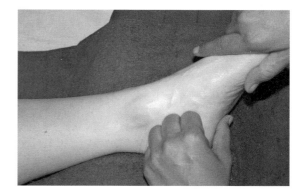

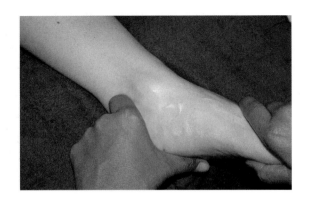

Übung 25:
Bearbeiten Sie den Innenknöchel wie den Außenknöchel (siehe Übung 22).

Wirkung:
- gut bei steifen Fußgelenken, verkürzter Kapsel und Bändern

Übung 26:
Ballen Sie beide Hände zur Faust und legen Sie sie mit dem mittleren Fingerglied auf den Fußrücken. Die Daumen legen Sie drucklos auf die Fußsohle. Nun kreisen Sie gleichzeitig und abwechselnd am Fußrücken zwischen den Zehen und dem Knöchel, auch an den Seiten.
Wirkung:
- gut bei Verklebungen der Sehnen
- Anregung von Sen Kalathari

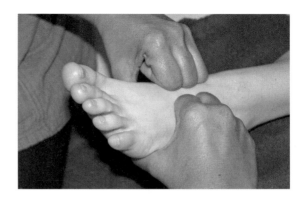

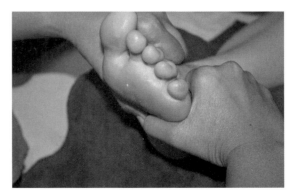

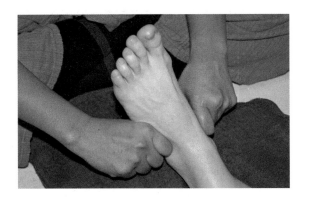

Übung 27:
Bearbeiten Sie nun mit beiden Fingerknöcheln beide Fußknöchel gleichzeitig in Halbkreisen. Als Übergang zur nächsten Übung kreisen Sie vor bis zum Vorfuß.

Wirkung:
- gut bei steifen Fußgelenken, verkürzter Kapsel und Bändern

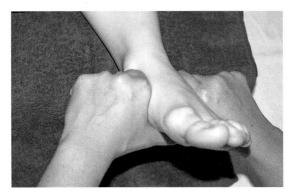

Übung 28:
„M"
Greifen Sie um. Legen Sie beide Daumen auf den Vorfuß am Fußrücken links und rechts der 3. Zehe und streichen Sie zum Grübchen am Knöchel. Von dort wieder zurück, aber diesmal zum Zwischenraum von 1./2. und 3./4. Zehe. Wiederholen Sie das fünf bis zehn Mal.

Wirkung:
- gut für alle Zehenstreckmuskeln
- hilft bei Verklebungen der Sehnen am Fußrücken
- wirkt anregend auf die Energiezonen des Brustkorbes

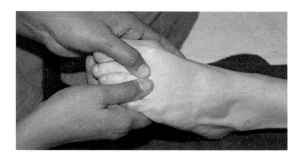

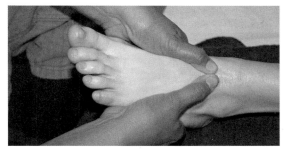

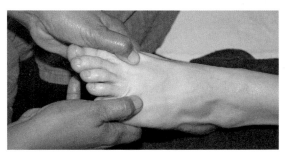

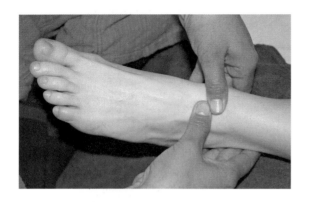

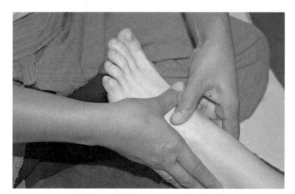

Übung 29:
„S"
Legen Sie Ihre Daumen auf den Puls-Punkt am Knöchel (zwischen den Zehenstreckmuskeln) und streichen Sie gegengleich und abwechselnd bis zum Vorfuß und wieder zurück zum Knöchel. Fünf Mal pro Richtung. Enden Sie bei den Zehen.
Wirkung:
- gut für alle Zehenstreckmuskeln
- hilft bei Verklebungen der Sehnen am Fußrücken

Übung 30:
„T"-Balken
Bilden Sie wieder eine Faust und legen Sie die flachen Fingerglieder auf den Ballen. Streichen Sie mehrmals kräftig vom Großzehen- zum Kleinzehenballen. Sie können den Daumen wieder innen anlegen. Die andere Hand hält den Fuß.

Wirkung:
- hilft bei Bewegungseinschränkung zwischen den Mittelfußknochen

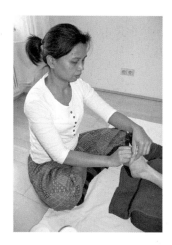

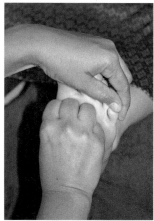

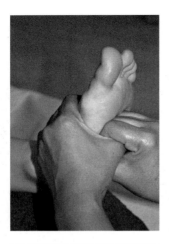

Übung 31:
„T"-Stiel
Nun umfasst die Faust den Daumen der anderen Hand, welche den Fuß hält. Ziehen Sie fünf bis zehn Mal mit der Faust bis zur Ferse.
Wirkung:
- kräftige Anregung der Energiezonen
- gut bei Verklebungen der Bindegewebsschicht an der Fußsohle
- besonders gut bei Hohlfuß

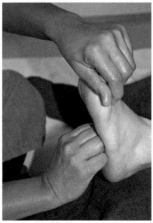

PHASE 4: linker Fuß:
Durcharbeiten mit Stäbchen

Übung 32:
Tauchen Sie das bereitgelegte Stäbchen in die Creme, tragen Sie reichlich davon am oberen Ende des Fußrückens auf und ziehen Sie flache Kreise, mit denen Sie die Creme verteilen. Die Außenhand arbeitet, während die Innenhand locker die Zehen hält.

Wirkung:
- Vorbereitung für die weitere Stäbchenverwendung
- gut für die Zehenstreckmuskeln

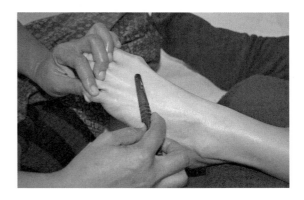

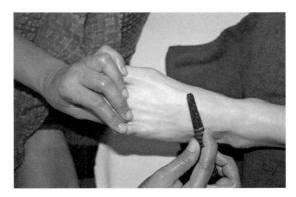

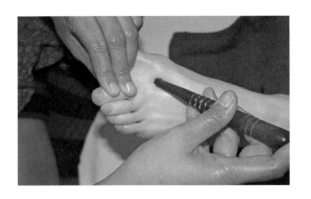

Übung 33:
Nun kippen Sie das Stäbchen, sodass die Spitze in Richtung der Zehen weist, und streichen Sie im Mittelfußbereich einige Male zwischen den Knochen zum Zehenzwischenraum von 1. und 2. Zehe.
Wirkung:
- Anregung von Sen Kalathari
- Anregung der Energiezonen des Brustkorbes

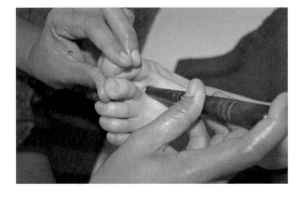

Übung 34:
Dann drücken Sie einen Punkt knapp zehenwärts der Grundgelenke, wobei die Haltehand Gegendruck am Vorfuß gibt.
Wirkung:
- Anregung von Sen Kalathari
- Anregung der Energiezonen

Ebenso bearbeiten Sie die anderen Zehenzwischenräume und die Punkte.

Übung 35:
Kippen Sie den Fuß mit der Innenhand leicht nach innen und streichen Sie mit dem eingecremten flachen Stäbchen fünf bis zehn Mal schräg außen von der kleinen Zehe zur Ferse. Achten Sie dabei wieder auf den Knochenvorsprung!

Wirkung:
- entspannt und kräftigt den Rücken
- Förderung der Durchblutung der Kleinzehenmuskeln

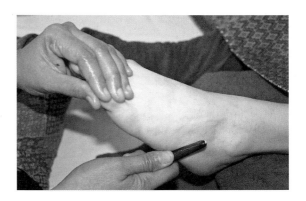

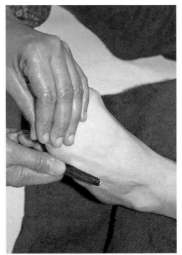

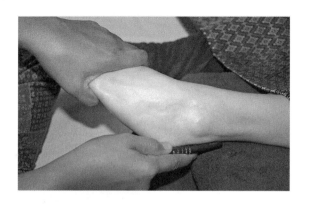

Übung 36:
„Sägen"
Legen Sie das Stäbchen flach in einem 45-Grad-Winkel hinter den Außenknöchel, Ihr Zeigefinger soll darauf liegen, und reiben Sie mit einer sägenden Bewegung wiederholt in Längsrichtung des Stäbchens.
Wirkung:
- gut nach abgeklungenen Knöchelverletzungen

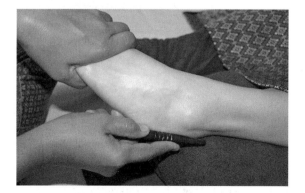

Übung 37:
Halten Sie mit der Außenhand den Fuß zur anderen Seite und reiben Sie mit dem Stäbchen in der Innenhand mehrmals die Fußinnenkante (siehe Übung 35).
Wirkung:
- Anregung von Sen Sumana
- Förderung der Durchblutung des Großzehen-Beugemuskels

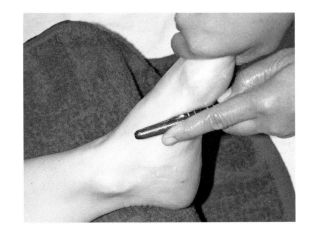

Übung 38:
„Sägen"
Ebenso mit flach aufgelegtem Zeigefinger hinter dem Innenknöchel (siehe Übung 36).
Wirkung:
- gut nach abgeklungenen Knöchelverletzungen
- Achtung: Nicht in der Schwangerschaft!

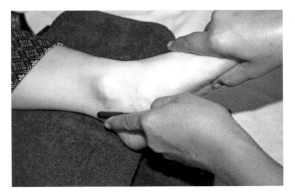

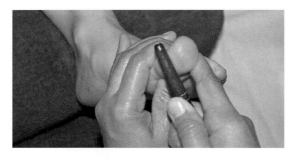

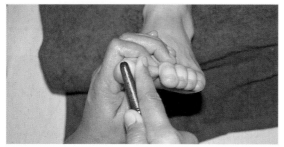

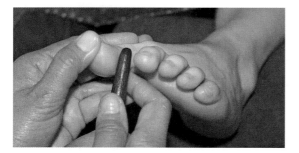

Übung 39:
„Schälen"
Nun bearbeiten Sie mit dem Stäbchen die Zehen, beginnend bei der Großzehe. Reiben Sie fünf Mal außen vom Grundgelenk zur Spitze, fünf Mal über die Spitze Richtung 2. Zehe, fünf Mal innen hinunter zur sogenannten Schwimmhaut.

Wirkung:
- aktiviert die Gelenkstrukturen der Zehengelenke
- Anregung der Energiezonen des Kopfes

Übung 40:
Zwischen den Zehen drehen Sie das Stäbchen aus Ihrem Handgelenk fünf Mal in Richtung der nächsten Zehe, fahren die 2. Zehe hinauf, weiter auf der Spitze, wie bei der vorigen Übung beschrieben.
Nachdem Sie am Grundgelenk der kleinen Zehe angekommen sind, drehen Sie die Bewegungen um und arbeiten zurück bis zum Grundgelenk der großen Zehe.
Wirkung:
- aktiviert die Gelenkstrukturen der Zehengelenke

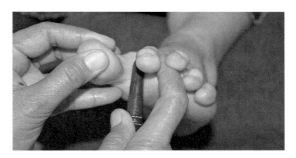

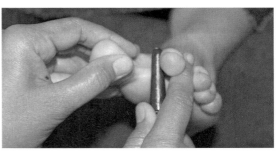

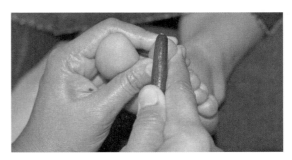

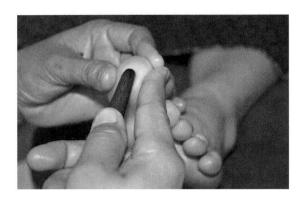

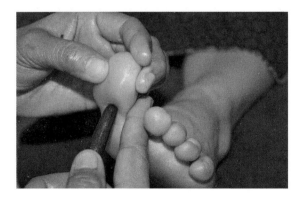

Übung 41:
Nehmen Sie das Stäbchen in die Faust der Außenhand, der Daumen soll oben liegen. Mit der Innenhand strecken Sie die Großzehe und mit der Außenhand setzen Sie mit der dünneren Spitze des Stäbchens an der Zehenbeere der Großzehe an. Dann ziehen Sie einen Strich bis zur Basis, wobei Sie mit dem Zeigefinger an der Zehe mitgleiten. Wiederholen Sie dies fünf Mal, ebenso an den anderen Zehen. Bei der kleinen Zehe zehn Mal, dann wieder jeweils fünf Mal pro Zehe zurück zur Großzehe.

Wirkung:
- regt Sen Kalathari an
- regt die Energiezonen der Zehen an
- beugt einer Verkrümmung der Zehengelenke vor

Übung 42:
„T"-Balken
Halten Sie das Stäbchen mit dem dicken Ende zum Großzehenballen, während Sie mit der Innenhand den Fußrücken stabilisieren. Ziehen Sie nun zehn feste Striche zum Kleinzehenballen.
Wirkung:
- durchblutungsfördernd
- hilft gegen Verhärtungen und Rhagaden (Risse in der Hornhaut)

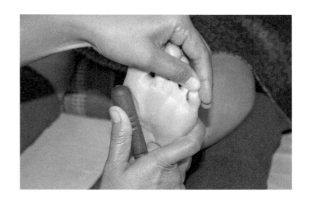

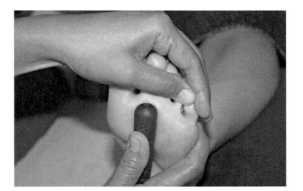

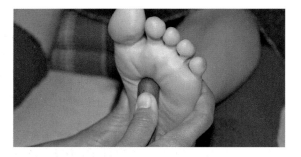
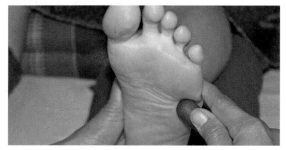
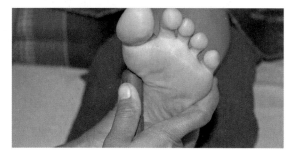

Übung 43:
Während die Innenhand den Fuß hält, ziehen Sie mit dem dicken Ende des Stäbchens Viertelkreise unterhalb des Ballens. Beginnen Sie jeweils zwischen den Ballen und streichen Sie in einer aus dem Handgelenk kippenden Bewegung Richtung Innen- und Außenrand. Jeweils zehn Mal.

Wirkung:
- durchblutungsfördernd
- hilft gegen Verhärtungen und Rhagaden
- Anregung der Energiezonen des Oberbauches

Übung 44:
Ziehen Sie mit dem dicken Ende Striche von der 1., der 3. und der 5. Zehe Richtung Ferse, beginnend jeweils unterhalb des Ballens.

Wirkung:
- hilft bei Tendenz zu Verkürzungen der Fußsohlenmuskeln
- Anregung der Energiezonen des Rumpfes

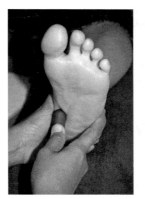
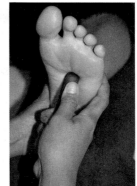
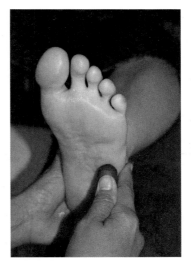

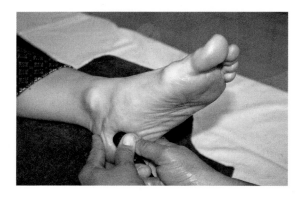

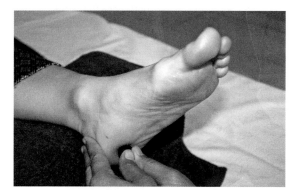

Übung 45:

"V"

Nehmen Sie das Stäbchen in die Faust, die geschlossenen Finger weisen nach oben, den Daumen an das Stäbchen, die zweite Hand von außen dazu, den Daumen ebenso. Bearbeiten Sie die gesamte Ferse mit starken Strichen, vom zehenseitigen Rand zur Kante.

Wirkung:
- durchblutungsfördernd
- hilft gegen Verhärtungen und Rhagaden
- regt die Energie der Beckenorgane an
- Achtung: Nicht in der Schwangerschaft!

Übung 46:
Heben Sie mit der Innenhand den Fuß an der Ferse an. Nehmen Sie das Stäbchen so in die Außenhand, dass die stumpfe Seite an der Kleinfingerseite Ihrer Faust nur ein wenig heraus schaut. Kippen Sie nun den Ellbogen nach außen und beklopfen Sie die Ferse ausgiebig.

Wirkung:
- durchblutungsfördernd
- hilft gegen Verhärtungen und Rhagaden
- regt die Energie der Beckenorgane an
- Achtung: Nicht in der Schwangerschaft!

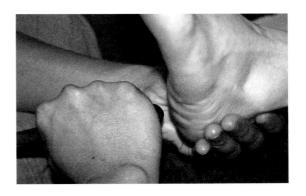

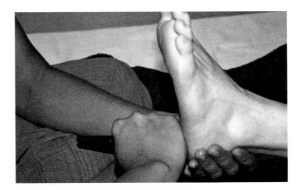

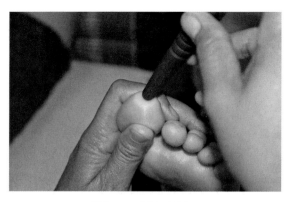

Neben- und Stirnhöhlen

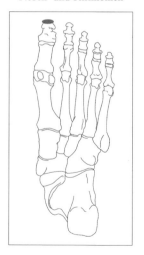

PHASE 5: linker Fuß:
Punkte mit Stäbchen/Fingern

Übung 47:
Energiepunkte
Nun drücken Sie sämtliche Energiepunkte wie unter „Grundlagen" beschrieben. Geben Sie jenen Punkten mehr Aufmerksamkeit, die empfindlich oder auffällig sind. Das kann sich sowohl optisch durch Quellungen, Einziehungen oder Verfärbungen zeigen, als auch beim Druck z. B. über Spannung, Körnchen oder Verdickung. Orientieren Sie sich am Schmerz, aber bleiben Sie bei Nuad Tao immer innerhalb der Schmerzgrenze! Ertasten Sie die Zone mit ihrem Daumen oder Zeigefinger, bevor Sie das Stäbchen verwenden.

1 | Neben- und Stirnhöhlen
Lage: an der Zehenspitze
Druck: von oben
Wirkung:
- unterstützend bei Stirnhöhlenentzündungen
- hilft bei akutem und chronischem Schnupfen
- gut gegen Kopfschmerzen

2 | Nase
Lage: an der Innenseite (Richtung Fußrand) der großen Zehe, oberhalb des Gelenks zwischen Endglied und Grundglied
Druck: von der Seite
Wirkung:
- unterstützend bei Schnupfen
- gut bei blockierten Ohren
- hilft gegen Ohrenschmerzen

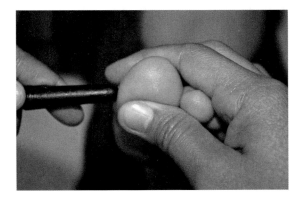

Nase

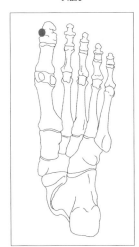

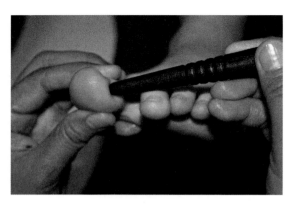

3 | Schläfen
Lage: an der Außenseite (Richtung 2. Zehe) der großen Zehe, oberhalb des Gelenks zwischen Endglied und Grundglied
Druck: von der Seite
Wirkung:
- gut gegen Kopfschmerzen
- unterstützend bei Konzentrationsproblemen

Schläfen

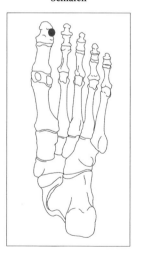

4 | Großhirn

Lage: am Unterrand des Endglieds der großen Zehe
Druck: von der Unterseite

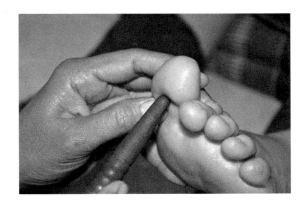

Großhirn

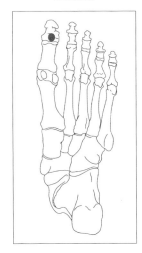

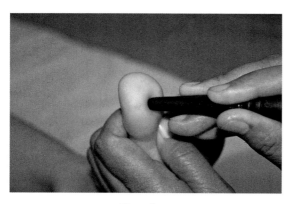

5 | Hypophyse
Lage: In der Mitte der Zehenbeere der großen Zehe,
Druck: von der Unterseite
Wirkung:
- gut gegen Kopfschmerzen
- unterstützend bei Augenüberanstrengung

Hypophyse

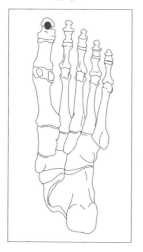

6–9 | Neben-, Stirnhöhlen

Lage: an der Spitze der 2.–5. Zehe
Druck: von oben
Wirkung:
- unterstützend bei Kopfschmerzen
- hilft bei Augenüberanstrengung

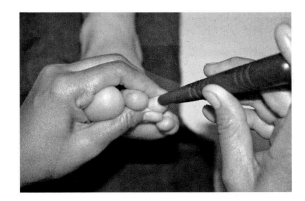

Neben- und Stirnhöhlen

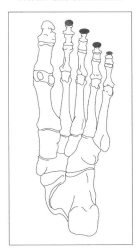

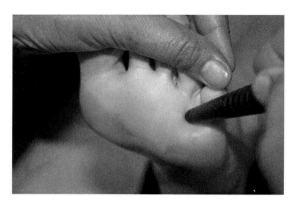

10, 11 | Ohren
Lage: am Unterrand der Grundglieder zwischen der 3./4. und der 4./5. Zehe, am Übergang zu den Zehengrundgelenken
Druck: in einem spitzen Winkel von den Zehen aus
Wirkung:
- unterstützend bei Ohrenschmerzen
- hilft bei Gleichgewichtsproblemen
- gut gegen Kopfschmerzen

Ohren

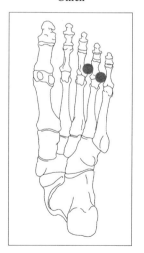

12, 13 | Augen
Lage: am Unterrand der Grundglieder zwischen der 1./2. und der 2./3. Zehe, am Übergang zu den Zehengrundgelenken
Druck: in einem spitzen Winkel von den Zehen aus
Wirkung:
- unterstützend bei Augendruck
- gut gegen Kopfschmerzen
- hilft bei Augenentzündung durch Überanstrengung

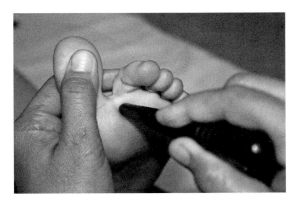

Augen

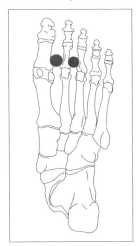

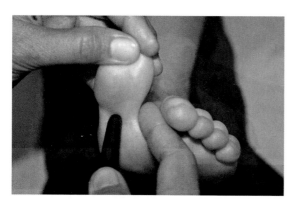

14 | Hals, Nacken
Lage: in der Mitte des Grundglieds der großen Zehe
Druck: von der Unterseite
Wirkung:
- unterstützend bei Verspannungen
- hilft bei wiederkehrender Halsentzündung
- gut gegen steifen Nacken
- unterstützt bei Augenüberanstrengung

Hals, Nacken

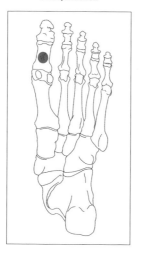

15 | Nebenschilddrüse

Lage: an der Innenseite (Richtung Fußrand) des Grundgelenks der großen Zehe

Druck: schräg von der Seite

Wirkung:
- unterstützt die Regelung des Kalziumhaushaltes
- Achtung! Nicht bei entzündetem Großzehengrundgelenk!

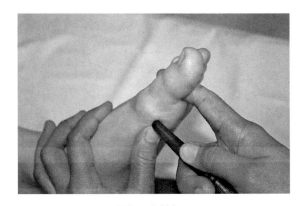

Nebenschilddrüse

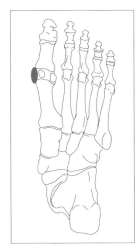

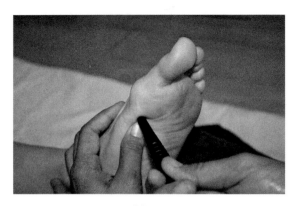

16 | Magen
Lage: am Mittelfußknochen der großen Zehe, direkt unter dem Ballen
Druck: schräg von der Seite oder mit dem Daumen bearbeiten
Wirkung:
- unterstützt die Verdauung von Kohlenhydraten und Eiweiß
- hilft bei allgemeiner Schwäche
- Achtung! Nicht bei akuter Gastritis!
- Achtung! Kann sehr empfindlich sein, besonders nach dem Essen, Zeitfenster lassen!

Magen

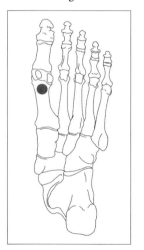

17 | Schilddrüse

Lage: nahe dem Großzehenballen, im Zwischenraum zwischen 1. und 2. Zehe, nahe dem Mittelfußknochen der großen Zehe

Druck: Mit dem Stäbchen von der Unterseite. Der gesamte Rand um das Großzehengrundgelenk wird der Schilddrüse zugeordnet und kann in einer schiebenden Bewegung von der Fußinnenkante Richtung Zehenzwischenraum bearbeitet werden.

Wirkung:
- unterstützt einen ausgeglichenen Körperstoffwechsel
- Achtung! Nicht bei entzündetem Großzehengrundgelenk!
- Achtung! Nicht bei Schilddrüsenvergrößerung, egal ob Unterfunktion oder Überfunktion!

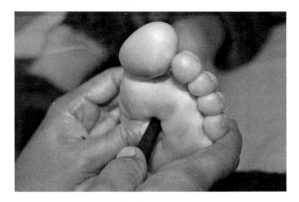

Schilddrüse

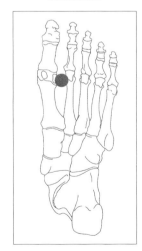

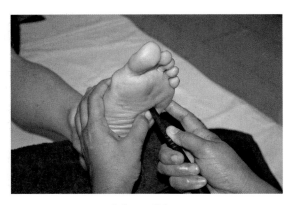

18 | Leber, Herz

Lage: Der Punkt liegt jeweils zwischen den Mittelfußknochen der 4. und 5. Zehe, am Unterrand des Kleinzehenballens. Am rechten Fuß Ihrer KlientIn liegt die Leber, am linken Fuß das Herz.
Druck: gerade von der Unterseite
Wirkung:
- hilft bei Bluthochdruck (sowohl Leber- als auch Herzzone)

Leber und Herz

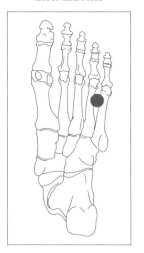

19 | Milz

Lage: zwischen den Mittelfußknochen der 4. und 5. Zehe, nahe der Mittelfuß-Fußwurzel-Gelenke.
Druck: gerade von der Unterseite
Wirkung:
- hilft bei allgemeiner Schwäche

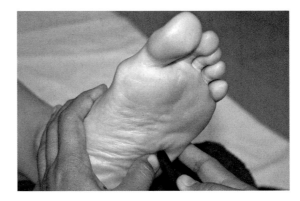

Milz

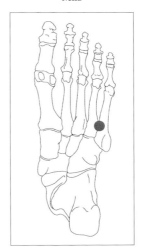

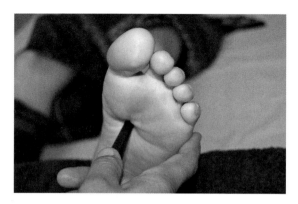

20 | Solarplexus

Lage: unter dem Mittelfußknochen der 2. Zehe, zwischen Magenzone und Nierenzone

Druck: vorsichtig und weich, eventuell mit dem Daumen drücken

Wirkung:
- gut bei niederem Blutdruck oder bei Gefahr von Ohnmacht (intensiv drücken!)
- hilft auch bei allgemeiner Schwäche
- gut gegen Kopfschmerzen

Solarplexus

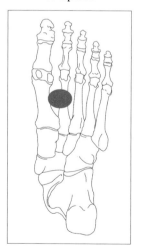

21 | Niere
Lage: zwischen den Mittelfußknochen von 2. und 3. Zehe
Druck: schräg nach oben
Wirkung:
- gut bei hohem Blutdruck (intensiv drücken)
- Achtung! Kann empfindlich sein!

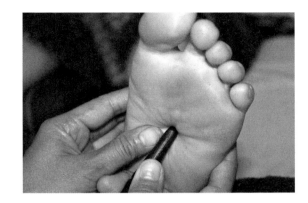

Niere

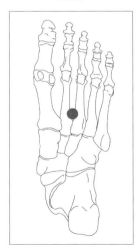

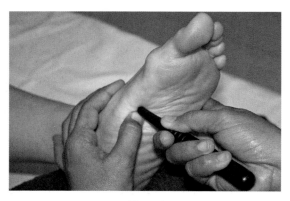

22 | Zwölffingerdarm

Lage: unterhalb des Mittelfußknochens der Großzehe am Unterrand des 1. Mittelfußknochens

Druck: vorsichtig und leicht schräg zur Kante von der Unterseite. Kann auch mit dem Daumen statt mit dem Stäbchen gedrückt werden.

Wirkung:
- unterstützt die Fettverdauung
- hilft bei allgemeiner Schwäche

Zwölffingerdarm

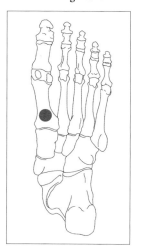

23 | Harnblase

Lage: am Fußinnenrand auf Höhe des Fersenballens
Druck: schräg zur Kante von der Unterseite
Wirkung:
- unterstützend bei Neigung zu Blasenentzündung
- Achtung! Nicht bei akuter Entzündung bearbeiten!

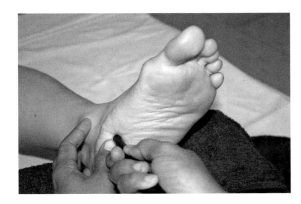

Harnblase

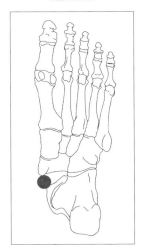

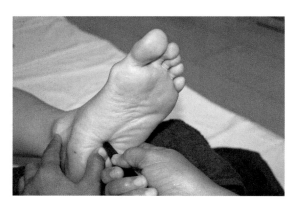

Dünndarm

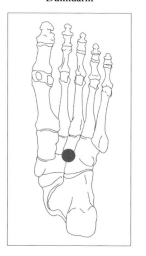

24 | Dünndarm

Lage: Auf den kleinen Fußwurzelknochen in der Verlängerung von 2.–4. Zehe, der Hauptpunkt liegt in der Verlängerung der 3. Zehe, auf dem 3. Keilbein.

Druck: gerade von der Unterseite

Wirkung:
- fördert die Nahrungsaufnahme
- unterstützt den Stoffwechsel
- hilft bei allgemeiner Schwäche

25 | Dickdarm

Lage: in Verlängerung des 5. Mittelfußknochens Richtung Ferse
Druck: gerade von der Unterseite
Wirkung:
- hilfreich bei Blähungen und Verstopfung
- Achtung: Nicht bei Darmentzündung (Colitis)!

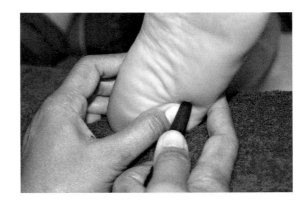

Dickdarm

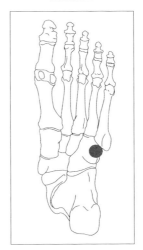

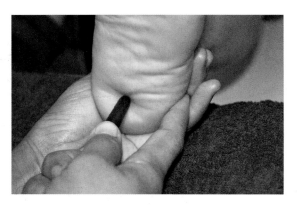

26 | Geschlechtsorgane
Lage: in der Mitte der Ferse
Druck: gerade von der Unterseite, kann auch mit dem dicken Stäbchenende und sehr fest gedrückt werden.
Wirkung:
- gut bei verzögerter oder schmerzhafter Menstruation
- Achtung: Nicht in der Schwangerschaft drücken!

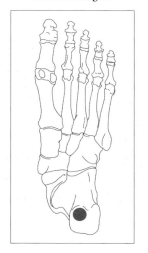

Geschlechtsorgane

Die Organe Lunge/Bronchien, Gallenblase, Bauchspeicheldrüse, Nebenniere werden im thailändischen System nicht explizit gedrückt, sondern im Zuge des allgemeinen Nuad Tao mitbehandelt.
Die Lunge liegt zwischen Herz und Schilddrüse (beidseitig), die Gallenblase nahe der Leber (nur am rechten Fuß), die Bauchspeicheldrüse neben dem Magen (nur am linken Fuß) und die Nebenniere oberhalb der Nierenzone (beidseitig).
Nur bei Vorliegen bestimmter Probleme oder Energieblockaden wird auch an diesen Zonen gearbeitet.

PHASE 6: linker Fuß: Nacharbeiten mit Creme

Übung 48 (siehe Übung 9):
Verteilen Sie Creme auf Fußsohle und Fußrücken.
Wirkung:
- Nachbehandlung
- eventuelle Schmerzlinderung nach Zonenarbeit

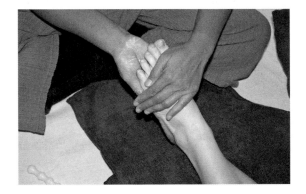

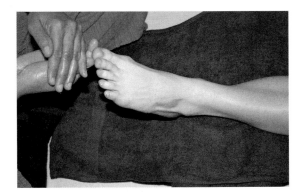

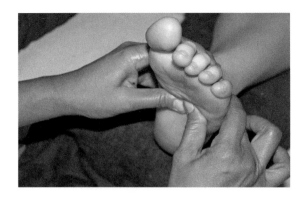

Übung 49:
„Großes I"
Legen Sie beide Daumen auf die Mitte des zehenseitigen Fersenrandes und streichen Sie gerade zu den Ballen, ebenso zurück. Insgesamt streichen Sie zehn Mal hin und her. Schließen Sie beim Ballen ab und greifen Sie um zum nächsten Griff (siehe Übung 5).
Wirkung:
- löst Blockaden zwischen Innenfuß und Außenfuß
- löst Verspannungen an der Fußsohle
- hilft bei Neigung zu Krämpfen
- gut bei Verklebungen des Bindegewebes
- verbessert die Beweglichkeit der Fußgewölbe

Übung 50:
„M"
Legen Sie beide Daumen auf den Vorfuß am Fußrücken links und rechts der 3. Zehe und streichen Sie zum Grübchen am Knöchel. Von dort wieder zurück, aber diesmal zum Zwischenraum von 1./2. und 3./4. Zehe. Wiederholen Sie dies fünf bis zehn Mal (siehe Übung 28).
Wirkung:
- gut für alle Zehenstreckmuskeln
- anregend für die Energiezonen des Brustkorbes
- hilft bei Verklebungen der Sehnen am Fußrücken

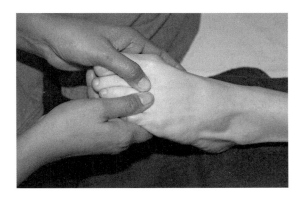

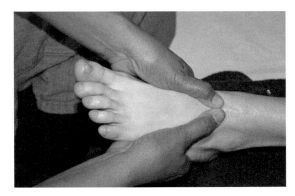

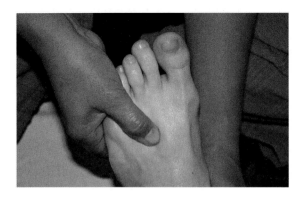

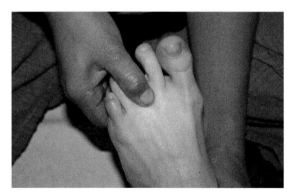

Übung 51:

"Kleines i"

Machen Sie kurze Striche entlang der Mittelfußknochen zum Zehenzwischenraum, den Sie dann kurz drücken. Sie können mit beiden Händen gleichzeitig oder nacheinander arbeiten.

Wirkung:

- gut für die kurzen Zehenmuskeln und die Beweglichkeit der Zehen
- wirkt anregend auf die Energiezonen des oberen Brustkorbes und des Halses
- Achtung: Kann empfindlich sein! Nicht bei Pilz in den Zehenzwischenräumen!

Übung 52:
„O"

Legen Sie alle Fingerspitzen wie ein „O" aneinander rund um die Großzehe und bewegen Sie die Hand auf und ab. Danach „schnippen" Sie, wie in Übung 53 beschrieben. Dann behandeln Sie die anderen Zehen jeweils mit „O" und mit „Schnippen".

Wirkung:
- wohltuend als Nachbehandlung der Energiezonen des Kopfes
- Achtung: Nicht bei Zehen- oder Nagelpilz!

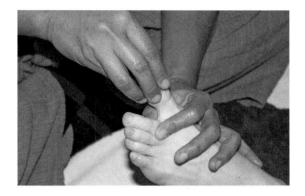

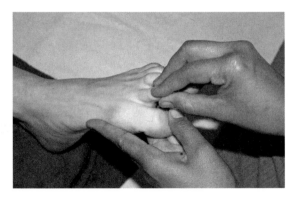

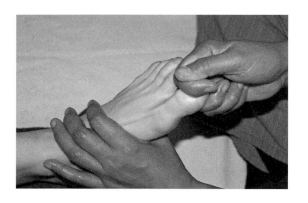

Übung 53:
"Schnippen"
Ballen Sie die Außenhand locker zur Faust und umfassen Sie mit deren Zeige- und Mittelfinger das Endglied der Großzehe. Ziehen Sie die Finger mit Druck zu sich. Ein schnippendes Geräusch soll entstehen.
Wirkung:
- Anregung der Nervenenden und der Energiebahnen

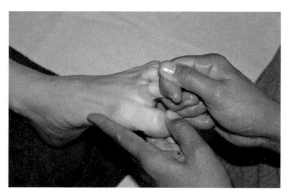

Übung 54:
„Achillessehne ziehen"
Halten Sie mit einer Hand den Fuß und greifen Sie mit der anderen Hand nahe der Achillessehne unter den Unterschenkel. Haken Sie die Fingerkuppen an der Sehne ein und ziehen Sie sie leicht zu sich. Ebenso mit Handwechsel.
Wirkung:
- Dehnung und Durchblutungsförderung der Sehne
- besonders gut zur Vorbeugung von Sportverletzungen

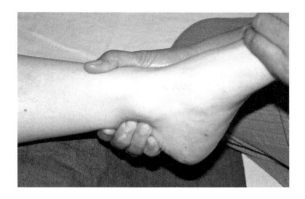

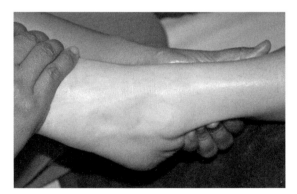

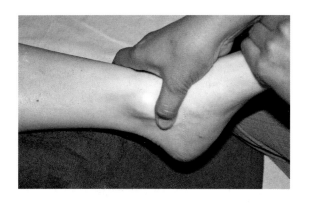

Übung 55:
Halten Sie mit der Innenhand den Fuß, drücken Sie ihn leicht nach außen und greifen mit der Gegenhand über den Fußrücken, sodass der Daumen hinter den Knöchel kommt. Nun umkreisen Sie den Knöchel ausgiebig. Ebenso den anderen Knöchel mit Handwechsel.
Wirkung:
- sehr entspannend
- gut bei Problemen mit dem Knöchel
- wirkt anregend auf die Energiezonen des Beckens

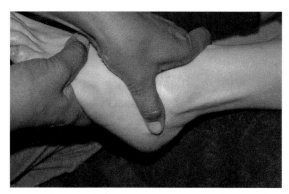

PHASE 7: linkes Bein: Unterschenkellinien, Oberschenkellinien, Einwickeln

Übung 56:
Die Innenhand kippt den Fuß leicht nach außen, die Außenhand streicht mit dem Daumen die 2. Innenlinie vom Knöchel zum Knie und die 1. Innenlinie vom Knie zum Knöchel. Jeweils fünf bis zehn Mal.
Wirkung:
- regt die Energielinie Sen Kalathari (jeweils 2. Linie) und Sen Sahatsarangsi (1. Linie, linkes Bein), Sen Thawari (1. Linie, rechtes Bein) an
- Achtung: Nicht bei Krampfadern!

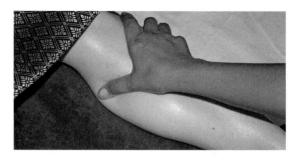

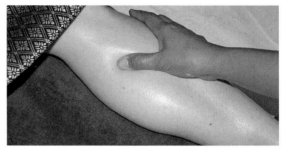

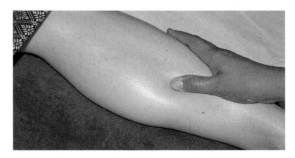

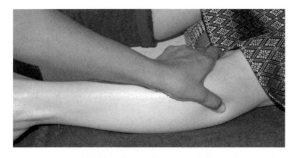

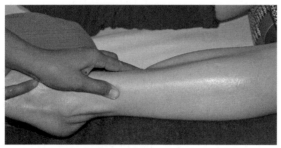

Übung 57:
Die Außenhand kippt nun den Fuß leicht nach innen, die Innenhand streicht an der 3. Außenlinie Richtung Knie, an der 1. Außenlinie hinunter, dann die 2. Außenlinie hinauf und wieder die erste hinunter. Ebenfalls fünf bis zehn Mal.

Wirkung:
- regt die Energielinien Sen Ittha (3. Linie, linkes Bein), Sen Pingkhala (3. Linie, rechtes Bein), Sen Kalathari (jeweils 2. Linie), Sen Sahatsarangsi (1. Linie, linkes Bein), Sen Thawari (1. Linie, rechtes Bein) an
- Achtung: Nicht bei Krampfadern!

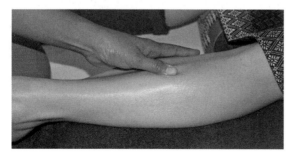

Übung 58:
Halten Sie mit der Innenhand den Fuß und kreisen mit den Daumen der Außenhand innen von der 2. zur 1. Linie, mehrmals auf und ab.

Wirkung:
- gut für die inneren Wadenmuskeln
- regt die Energielinien Sen Kalathari (jeweils 2. Linie), Sen Sahatsarangsi (1. Linie, linkes Bein), Sen Thawari (1. Linie, rechtes Bein) an
- Achtung: Nicht bei Krampfadern!

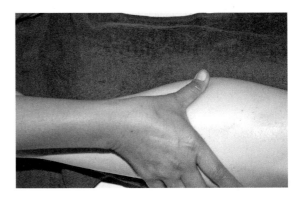

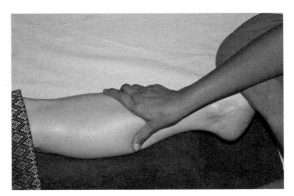

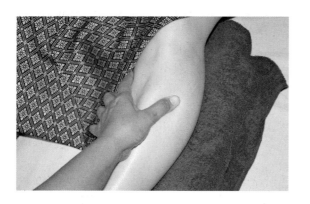

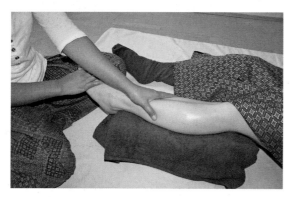

Übung 59:
Ebenso kreisen Sie mit dem Daumen der Innenhand an der Beinaußenseite von der 3. über die 2. zur 1. Linie, ebenfalls mehrmals auf und ab.

Wirkung:
- gut für die Schienbeinmuskeln
- regt die Energielinien Sen Ittha (3. Linie, linkes Bein), Sen Pingkhala (3. Linie, rechtes Bein), Sen Kalathari (jeweils 2. Linie), Sen Sahatsarangsi (1. Linie, linkes Bein), Sen Thawari (1. Linie, rechtes Bein) an
- Achtung: Nicht bei Krampfadern!

Übung 60:
Nun schieben Sie das Polster kurz weg und stellen das Bein auf, legen eine Ecke des Handtuches über die Zehenspitze und fixieren den Fuß mit den eigenen Beinen. Bearbeiten Sie mit beiden Händen die Wadenmitte, sowohl mit den flachen Fingern als auch mit den Fingerspitzen, je nach erwünschter Intensität. Streichen Sie mit Druck hinauf. Dann legen Sie die Daumenballen links und rechts an den Schienbeinrand und streichen ohne Druck mit angelegten Daumen zurück.

Wirkung:
- hilft die Wadenmuskeln zu entstauen
- regt die Energielinien Sen Ittha (linkes Bein) und Sen Pingkhala (rechtes Bein) an
- Achtung: Bei Krampfadern kein Fingerspitzendruck!

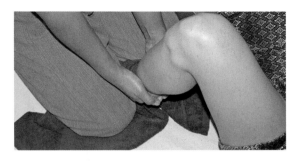
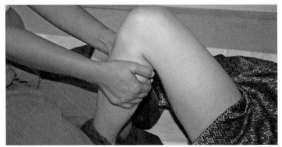
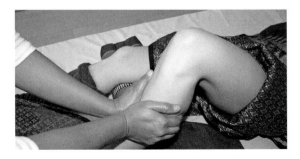

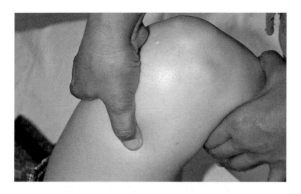

Übung 61:
Mit den Daumen der Außenhand ziehen Sie Kreise oberhalb der Kniescheibe an der Innenseite des Oberschenkelmuskels. Ebenso mit dem Daumen der Innenhand an der Außenseite des Oberschenkelmuskels.

Wirkung:
- gut bei Knieproblemen

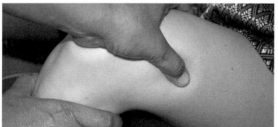

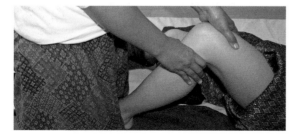

Übung 62:
Knien Sie aufrecht und legen Sie beide Handflächen auf die Oberschenkel, die Daumen liegen oben, die Finger zeigen nach unten. Streichen Sie mit Betonung der Daumen zum Körper hin. Dann legen Sie beide Hände an die Oberschenkelrückseite, streichen Richtung Knie und weiter hinunter an der Unterschenkelrückseite. Mehrmals diese Abfolge Oberschenkelvorderseite – Oberschenkelrückseite – Unterschenkelrückseite durchführen.

Wirkung:
- regt alle Energielinien des Beins an
- Achtung: Nicht bei starken Krampfadern!

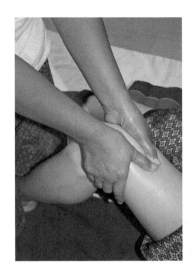

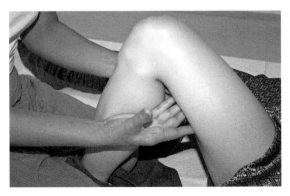

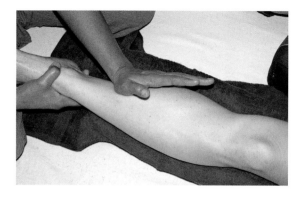

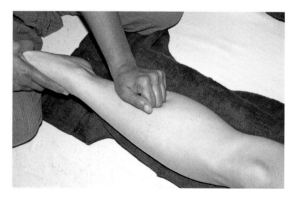

Übung 63:
Heben Sie den Unterschenkel an und schieben Sie das Polster unter die Wade. Legen Sie die Innenhand flach an die Innenseite der Wade oberhalb des Knöchels und streichen Sie Richtung Knie. Dann beugen Sie die Finger zur Faust und streichen mit der Rückseite der Finger zurück.

Wirkung:
- Anregung der inneren Beinlinien
- Förderung der Durchblutung
- Achtung: Kein Druck eine Handbreit unterhalb des Knies, weil diese Gegend sehr empfindlich sein kann!
- Nicht bei Krampfadern!

Übung 64:
Ebenso auf der Außenseite (siehe Übung 63).
Wirkung:
- Anregung der äußeren Beinlinien
- Förderung der Durchblutung
- Achtung: Krampfadern sind zwar außen seltener, dürfen dort aber ebenfalls nicht fest gerieben oder gedrückt werden!

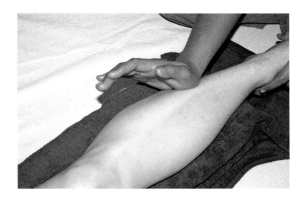

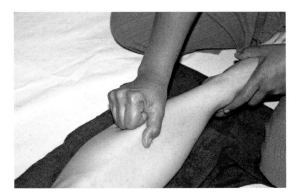

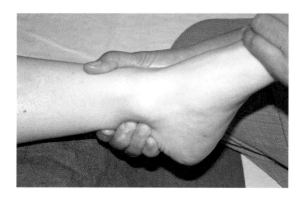

Übung 65:
„Achillessehne ziehen"
Halten Sie mit einer Hand den Fuß und greifen Sie mit der anderen Hand nahe der Achillessehne unter den Unterschenkel. Haken Sie die Fingerkuppen an der Sehne ein und ziehen Sie sie leicht und weich zu sich. Ebenso mit Handwechsel (siehe Übung 54).
Wirkung:
- Dehnung und Durchblutungsförderung der Sehne
- besonders gut zur Vorbeugung von Sportverletzungen

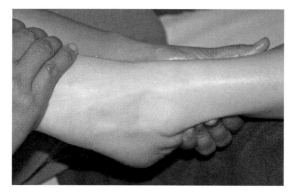

Übung 66:
Drehen Sie das Polster und legen Sie es quer unter die Kniekehle. Kippen Sie mit der Innenhand den Fuß leicht nach außen und bilden Sie mit der Außenhand eine locker geschlossene Faust. Klopfen Sie mit der Kleinfingerseite den Wadenmuskel hinauf und hinunter.

Wirkung:
- sehr gute Durchblutungsförderung des Unterschenkels
- Achtung: Nicht in der Nähe des Knies, wegen eventueller Krampfadern und weil diese Gegend sehr empfindlich sein kann!

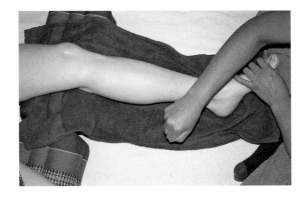

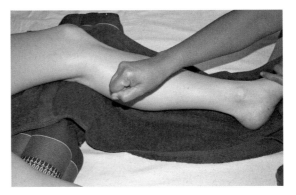

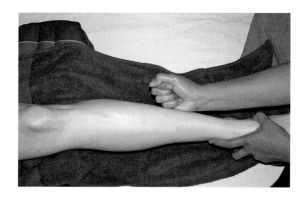

Übung 67:
Klopfen Sie ebenso an der Beinaußenseite (siehe Übung 66).
Wirkung:
- sehr gute Durchblutungsförderung des Unterschenkels
- Achtung: Nicht auf Knochen klopfen!

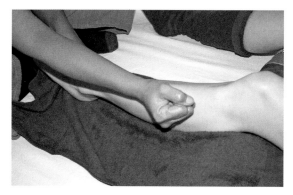

Übung 68:
Wickeln Sie den Fuß ein.
Wirkung:
- hält den Fuß warm

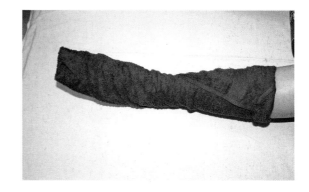

PHASE 8: rechter Fuß und rechtes Bein:
Auswickeln, Durcharbeiten mit Creme,
Durcharbeiten mit Stäbchen, Punkte mit
Stäbchen/Fingern, Nacharbeiten mit Creme,
Unterschenkellinien, Oberschenkellinien,
Einwickeln

Nun wiederholen sie alle Übungen mit dem rechten
Fuß und Bein von Übung 11 bis 68.

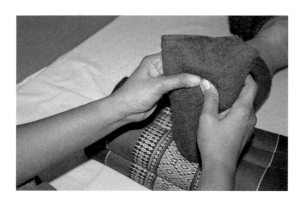

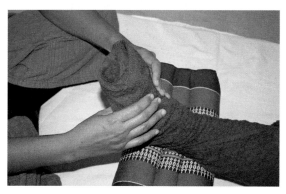

PHASE 9: rechter Fuß und rechtes Bein: Fuß und Unterschenkellinien mit Tuch, Auswickeln, Knöchel und Zehen lockern, Fuß klopfen und dehnen

Übung 69:
„Großes I"
Nun ist es hilfreich für Ihre Arbeitshaltung, wenn Sie das Polster unter der Ferse positionieren. Drücken Sie mit beiden Daumen die Mittellinie der Fußsohle, beginnend unter den Zehenballen, bis zur Fersenmitte und wieder zurück (siehe Übung 5). Fünf bis zehn Mal.

Wirkung:
- löst Blockaden zwischen Innenfuß und Außenfuß
- löst Verspannungen an der Fußsohle
- hilft bei Neigung zu Krämpfen
- gut bei Verklebungen des Bindegewebes
- verbessert die Beweglichkeit der Fußgewölbe

Übung 70:
„M"
Drücken Sie am Fußrücken das „M" vom Zwischenraum zwischen 2./3. und 3./4. Zehe gleichzeitig bis zum Knöchelgelenk, dann zwischen 1./2. und 4./5. Zehe wieder zurück (siehe Übung 28).

Wirkung:
- gut für alle Zehenstreckmuskeln
- wirkt anregend auf die Energiezonen des Brustkorbes
- hilft bei Verklebungen der Sehnen am Fußrücken

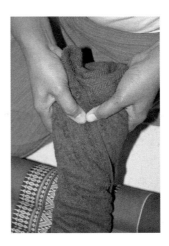

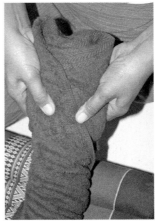

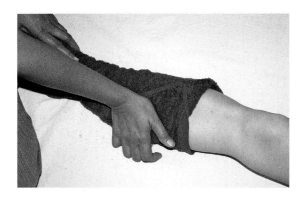

Übung 71:
Bei dieser und den folgenden Übungen an den Linien arbeiten Sie wieder ohne Polster. Geben Sie Handballendruck mit der Innenhand an der Beininnenseite jeweils vom Knöchel zum Knie und wieder zum Knöchel, wobei Sie nahe dem Knie wenig Druck anwenden sollten.
Grundsätzlich wieder mit Körpereinsatz arbeiten.
Wirkung:
- Anregung der Energielinien
- Vorbereitung für Daumendruck

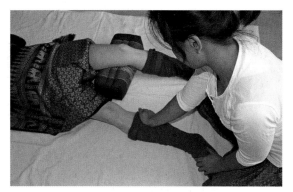

Übung 72:
Geben Sie Daumendruck mit der Außenhand auf der 1. Innenlinie vom Knöchel zum Knie und zurück. Ebenso auf der 2. Linie. Jeweils fünf bis zehn Mal, dann nochmals mit Handballendruck nacharbeiten. Achten Sie wieder auf Ihren Körpereinsatz.

Wirkung:
- Anregung der Energielinien
- Achtung: Nicht bei Krampfadern und nicht in den ersten 3 Monaten einer Schwangerschaft!

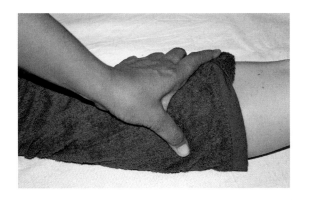

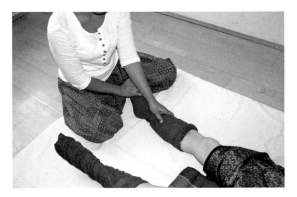

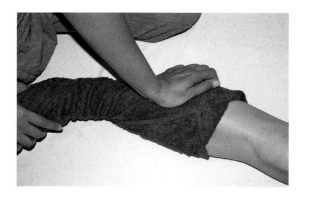

Übung 73:
Geben Sie Handballendruck mit der Außenhand auf der Beinaußenseite jeweils vom Knöchel zum Knie und zurück. Gehen Sie dabei mit Ihrem Körper mit, dann ist der Druck stärker und weniger anstrengend (siehe Übung 71).

Wirkung:
- Anregung der Energielinien
- Vorbereitung für Daumendruck

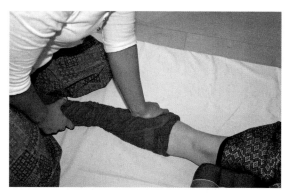

Übung 74:
Nun drücken Sie mit dem Daumen der Innenhand die 1. Außenlinie vom Knöchel zum Knie und wieder zum Knöchel. Ebenso die 2. und die 3. Linie. Arbeiten Sie fünf bis zehn Mal pro Linie und immer mit Körpereinsatz.
Dann drücken Sie nochmals mit dem Handballen in beide Richtungen (siehe Übung 72).
Wirkung:
- Anregung der Energielinien
- besonders gut bei Problemen der Motorik der Beine

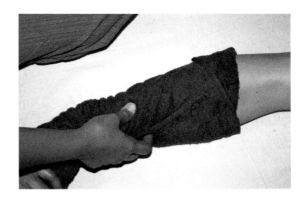

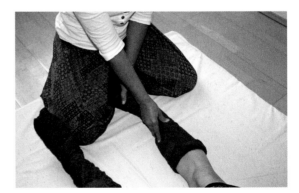

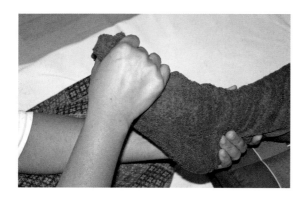

Übung 75:
Heben Sie den Fuß an der Ferse und halten Sie mit der anderen Hand den Vorfuß. Kreisen Sie den Fuß in alle Richtungen.

Wirkung:
- Lockern der Knöchelgelenke und der kleinen Fußwurzel- und Mittelfußgelenke

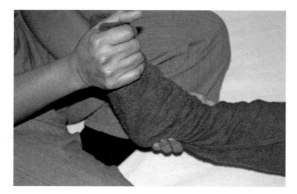

Übung 76:
Wickeln Sie den Fuß jetzt wieder aus und umkreisen Sie mit dem Daumen der gegenüberliegenden Hand den Knöchel. Beide Seiten ausgiebig bearbeiten (siehe Übung 55).
Wirkung:
- sehr entspannend
- gut bei Problemen mit dem Knöchel
- wirkt anregend auf die Energiezonen des Beckens
- entspannt die Knöchelgelenke nach dem Wickel

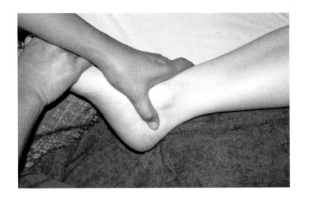

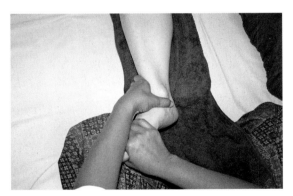

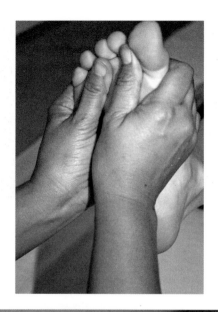

Übung 77:
Streichen Sie über die Ballen und die Zehen, abwechselnd und gleichzeitig mit beiden Daumen, jeweils bis über die Zehenspitzen.
Wirkung:
- leichte Dehnung der Zehenbeuge-Muskeln
- sehr wohltuend

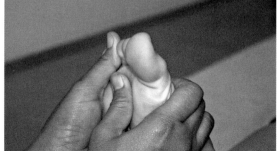

Übung 78:
Legen Sie das Tuch über die Zehen, nehmen Sie die große Zehe am Grundgelenk und ziehen Sie an. Es darf knacken. Ebenso alle anderen Zehen.
Wirkung:
- entlastet die Gelenke
- regt den Knorpel zur Produktion von Gelenkflüssigkeit an
- Achtung: Nicht bei Entzündungen in den Zehengelenken!

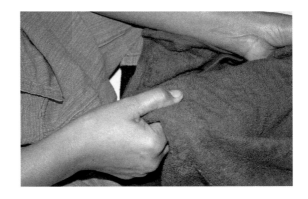

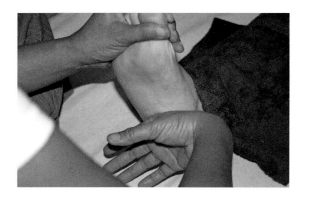

Übung 79:
Klopfen Sie mit Ihrem Handrücken auf die Fußsohle inklusive der Ferse. Sie können auch mit der Kleinfingerseite Ihrer Faust klopfen.
Wirkung:
- allgemein anregend

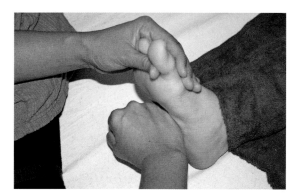

Übung 80:
"Wasserrad"
Legen Sie den Fuß wieder vor sich ab und "patschen" Sie mit den Handflächen beider Hände wechselweise auf den Fußrücken. Die Bewegung Ihrer Hände soll wie die Schaufel eines Wasserrades sein, die vom Knöchel zum Vorfuß schiebt. Im schnellen Wechsel.
Wirkung:
- führt überschüssige Energien ab

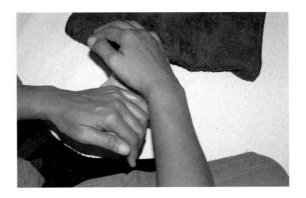

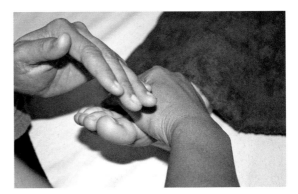

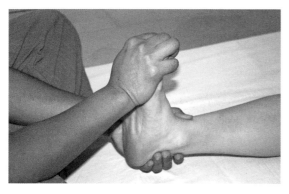

Übung 81:
Dorsalflexion
Eine Hand hält die Ferse, die andere drückt am Vorfuß in Richtung Bein mit gleichzeitigem Zug an der Ferse, drei Mal.
Wirkung:
- bewegt das obere Sprunggelenk, dehnt die Achillessehne und die gesamten Beuger im Unterschenkel
- stimuliert 3. Beinlinie (Beinrückseite)
- Achtung: Arbeiten Sie langsam (Krampfgefahr)!

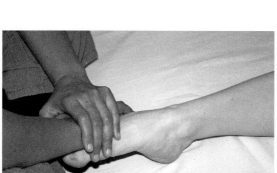

Übung 82:
Plantarflexion
Drücken Sie auf den Fußrücken, vom Knöchel zum Vorfuß und zurück.
Wirkung:
- dehnt das obere Sprunggelenk und die gesamte Beinvorderseite bis zum Becken
- aktiviert Sen Sahatsarangsi/Sen Thawari (1. Beinlinie innen/außen)
- Achtung: Nicht die Zehen hinunterdrücken! Das könnte zu einem Krampf führen!

PHASE 10: linker Fuß und linkes Bein: Fuß und Unterschenkellinien mit Tuch, Auswickeln, Knöchel und Zehen lockern, Fuß klopfen und dehnen

Wiederholen Sie die Übungen 68 bis 82 am linken Fuß und Bein.

PHASE 11: beide Füße dehnen, Verabschieden

Übung 83:
Überkreuzen
Sie überkreuzen die Beine am Vorfuß und drücken mit der Ausatmung zu Boden. Drei Mal, dann Beinwechsel.
Wirkung:
- dehnt die gesamte Beinvorderseite (Streckmuskulatur) bis zum Becken
- unspezifische Anregung der Energiezonen
- stimuliert besonders Sen Sahatsarangsi und Sen Thawari

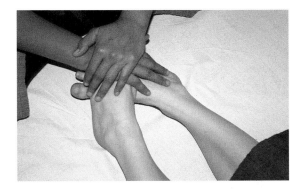

Übung 84:
Kippen Sie beide Füße gleichzeitig mit den Zehen Richtung Körper. Mehrmals.
Wirkung:
- leichte Dehnung der Beinrückseite

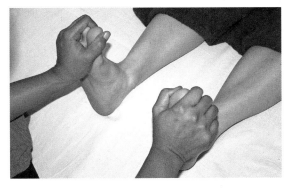

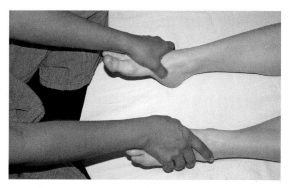

Übung 85:
Drücken Sie beide Füße am Fußrücken Richtung Boden. Mehrmals.
Wirkung:
- dehnt die gesamte Beinvorderseite (Streckmuskulatur) bis zum Becken
- stimuliert besonders Sen Sahatsarangsi und Sen Thawari

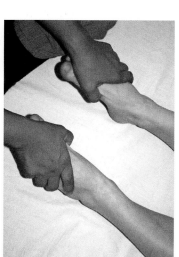

Übung 86:
Abschluss – Hand auf den Fußrücken legen, „Windpunkt" halten und abstreichen.

Sie können auch einzelne Phasen, wie z. B. das Durcharbeiten mit dem Stäbchen oder die Energiepunkte, auslassen oder auch nur einzelne Energiepunkte drücken. Ebenso ist es nicht zwingend, auch die Unterschenkel und Oberschenkel zu bearbeiten, doch liegt es in der Tradition, dem Energiefluss der Beine besonderes Augenmerk zu schenken.

V Mantra

Wai Khru

Wai Khru bedeutet direkt übersetzt: Gruß an den Lehrer. „Wai" ist ein Gruß und wird mit vor der Brust oder der Stirn zusammengelegten Händen, die Ellbogen nahe dem Körper, ausgeführt. „Khru" heißt Lehrer und kann direkt gemeint sein, wie in Schulen und Universitäten üblich, oder indirekt einen legendären Lehrer betreffend. Ebenso wird der Gruß einer LehrerIn oder MeisterIn gegenüber von der ehrfürchtigen und dankbaren SchülerIn ausgeführt, sowohl auf weltlicher als auch auf religiöser Ebene.

Das „Wai" wird auch als Begrüßung und Verabschiedung angewendet. Die ThailänderInnen geben einander traditionell nicht die Hand, sondern verbeugen sich voreinander, wie in den meisten asiatischen Ländern üblich.

Außerdem dient das „Wai" als Bitte um Entschuldigung, die mit Kopfnicken angenommen werden kann. Ebenfalls bedankt sich vor und nach jeder Nuad Tao-Sitzung die PraktikerIn bei der KlientIn dafür, Nuad Tao geben zu dürfen.

Die Texte, die dazu gebetet werden, entsprechen der jeweiligen Situation.

Landesweit werden auch an öffentlichen Ausbildungsstätten regelmäßig Wai Khru-Zeremonien abgehalten, und es treffen sich alle Nuad-PraktikerInnen einer traditionellen Klinik zu Beginn jedes Arbeitstages vor einem kleinen Altar.

Dr. Jivaka Kumar Bhaccha (in Thailand: Dr. Shivago Komarpaj) wird als Erfinder von Nuad verehrt. Es gibt leider keinen direkten Beweis dafür, sicher hat er aber wesentlich dazu beigetragen, dass die Geisteshaltung von „Metta" bis heute ein Bestandteil der erfolgreichen Arbeit mit Nuad und Nuad Tao ist.

Folgendes Mantra wird ihm zu Ehren vor Beginn eines Arbeitstages gesungen:
Der erste Teil eines jeden „Gebetes" ist immer eine Hinwendung zu Buddha. Dann folgt der spezielle Teil.

NAMO TASA PRAKAWATOE ARAHATOE SAMMA SAMPHU TASA (3 Mal)

*OM NAMO SHIVAGO SILASA AHANG KARUNIKO SAPASATANANG OSATHA TIPA-MANTANG PAPASO SURIYA-JANTANG GOMALAPATO PAKASESI WANTAMI BANTITO SUMETHASSO ALOKHA SUMANA-HOMI
PIYO-TEWA MANUSSANANG PININSIANG NAMAMIHANG NAMO-PUTTAHYA NAVON-NAVIEN NASATIT-NASATIEN EHI-MAMA NAVIEN-NAWE NAPAI-TANG-VIEN NAVIEN-MAHAKU EHI-MAMA PIYONG-MAMA NAMO-PUTTAYA
NA-A NA-WA LOKHA PAYATI VINA-SHANTI*

Übersetzung
Wir laden den Geist des Begründers, des Meisters Doktor Jivaka (Shivago), ein, zu uns zu kommen, uns beizustehen durch sein spirituelles Leben. Bitte bring uns das Wissen über die gesamte Natur, sodass uns dieses Mantra die wahre Medizin des Universums zeigen kann.
Die Göttin der Medizin lebt hoch im Himmel, während die Menschheit hier auf der Erde bleibt. Im Namen des Begründers möge der Himmel sich auf der Erde spiegeln und die heilige Medizin die Welt umgeben.
Wir bitten für denjenigen, den wir berühren, dass er glücklich sein möge und jegliche Krankheit seinen Körper verlassen möge.
(Nach der englischen Übersetzung von Chongkol Setthakorn)

Dieses Mantra wird vor Beginn jeder Sitzung wiederholt:

NAMO TASA PRAKAWATOE ARAHATOE SAMMA SAMPHU TASA (3 Mal)

SAHAMUTTI SUMUHAKATOE SAYMATANG PHATTASAY MAYANG SAHANI TAMPHO AEWANG AEHE NATHOD MOTHON PHUD KHON TAKHUE AIN YA LUE AIN LUDLOIHAI SAWAHA SAWAHAI

Dieses Mantra dient dazu, vor schlechten Energien zu bewahren – es könnte nach jeder Sitzung stattfinden, auf jeden Fall aber am Ende des Arbeitstages:

NAMO TASA PRAKAWATOE ARAHATOE SAMMA SAMPHU TASA (3 Mal)

PHUTTANG PAJ JAKAME THAM MANG PAJ JAKAME SANG KHANG PAJ JAKAME

Anatomische Begriffsdefinitionen

- **Abduktoren:** Beinmuskeln, die von der Gesäßseite kommend von der Körpermitte nach außen ziehen.
- **Adduktoren:** Muskeln, die vom Becken kommend das Bein zur Mitte holen.
- **Amphiarthrosen:** Verbindung zweier Knochen mit sehr geringem Bewegungsspielraum. Von straffen Bändern gehalten.
- **Besenreißer:** Kleines oberflächiges Venennetz. B. können einen Hinweis auf tiefer liegende Venenprobleme darstellen, auch als Folge von Verödungen.
- **Bizeps:** Zweiköpfiger Muskel an der Beinrückseite, streckt in der Hüfte und beugt im Knie. Einen Bizeps gibt es auch am Arm.
- **Darmbeinstachel:** Die insgesamt 4 D. sind Knochenvorsprünge des Darmbeins, wobei der vordere obere D. am unteren Bauchrand am besten tastbar ist.
- **Dornfortsätze:** Vorsprünge der Wirbelsäule in der Mitte des Rückens.
- **Dorsalflexion:** Kippen des Fußes Richtung Körper
- **Dysplasie:** Fehlbildung
- **Extensoren:** Streckmuskeln am Unterschenkel, die den Fuß und die Zehen anheben. Gibt es mit vergleichbarer Funktion am Unterarm.
- **Faszie:** Muskelhaut
- **Gluteus maximus, medius, minimus:** Gesäßmuskeln
- **Großer Rollhöcker:** Teil des Oberschenkels, breiteste Stelle der unteren Extremität, wichtiger Vorsprung als Ansatzstelle für Muskeln.
- **Hyaliner Knorpel:** durchscheinend wirkend, wasserhaltig
- **Kapillaren:** Kleinste Blutbahnen, an denen der Stoffwechsel stattfindet.
- **Lamellenkörperchen:** Nervenrezeptoren, die mechanische Reize (Berührung) aufnehmen und an das Zentralnervensystem weiterleiten.
- **Lipom:** Fettgeschwulst, gutartig
- **M. gracilis:** Dünner Muskel an der Beininnenseite, wirkt wie ein Adduktor und beugt im Knie.

- **M. tensor fascie latae:** Muskel, der die Oberschenkelfaszie spannt und dessen kurzer Bauch an der Gesäßseite liegt.
- **Mediane:** Körpermitte
- **Nekrose:** Absterben von Gewebe
- **Oberschenkelfaszie:** Hülle des Oberschenkels, die an der Außenseite verstärkt ist und von einem Muskel gespannt wird.
- **Osteoporose:** Verringerte Knochendichte aufgrund eines Ungleichgewichts zwischen Auf- und Abbau der Knochenzellen, oft altersbedingt.
- **Periost:** Knochenhaut
- **Plantarflexion:** Kippen des Fußes Richtung Boden
- **Pronatoren:** Muskeln, die die Fußsohle nach außen drehen
- **Quadrizepsmuskel:** Vierköpfiger Oberschenkelmuskel, der in der Hüfte beugt und im Knie streckt.
- **Sitzbeinknorren:** Knochenkrümmung des Sitzbeins (Teil des Beckenknochens), aus der Muskeln entspringen.
- **Solarplexus:** Auch Sonnengeflecht; Nervengeflecht zwischen Magen und Wirbelsäule.
- **Supinatoren:** Muskeln, die die Fußsohle zur Körpermitte drehen
- **Synovia:** Gelenkschmiere
- **Varizen:** Krampfadern
- **Vena saphena magna:** große Beinvene
- **Warzenbeinköpfchen:** Knochenvorsprung des Hinterhauptes direkt hinter dem Ohr, Ursprung des Kopfwendermuskels am seitlichen Nacken.
- **Zweiköpfiger Wadenmuskel:** auch M. gastrocnemius genannt, bildet mit dem Schollenmuskel und dem Fußsohlenmuskel (M. plantaris) eine funktionelle Einheit, formt optisch die Wade und hebt die Ferse an.

Quellen und Literaturhinweise

Fußbehandlung
- Chinesische Fußmassage; von Ji-Yuan Ruan, Verlag Urban & Fischer, München, Deutschland
- Die Kunst der thailändischen Fußmassage; von Simon Piers Gall, Verlag Lüchow, Stuttgart, Deutschland
- Pater Josefs neue, leicht erlernbare Fussreflexzonentherapie; von Josef Eugster, Fairsano Verlag, Vaduz, Schweiz, in Kooperation mit Taiwan
- Tao, on zon su, Grundlagen der taoistischen Fußmassage; von Ming Wong und Alessandro Conte, Verlag Bacopa, Schiedlberg, Österreich
- Praktisches Lehrbuch der Reflexzonentherapie am Fuß; von Hanne Marquardt, Hippokrates Verlag, Stuttgart, Deutschland
- Stories the Feet Can Tell Thru Reflexology/Stories the Feet Have Told Thru Reflexology; von Eunice D. Ingham und Dwight C. Byers, Ingham Publishing Inc., U.S.

Nuad und traditionelle thailändische Medizin
- Traditional Thai Medicine; von C. Pierce Salguero, Hohm Press, Scotland, UK
- The Spiritual Healing of Traditional Thailand; von C. Pierce Salguero, Findhorn Press, Scotland, UK
- A Thai Herbal; von C.P. Salguero, Findhorn Press, Scotland, UK
- Encyclopedia of Thai Massage; von C.P. Salguero, Findhorn Press, Scotland, UK
- Die Kunst traditioneller Thai-Massage; von Asokananda (Harald Brust), Verlag Duang Kamol, Thailand
- Traditional Thai-Massage, Energy Line Charts; von Asokananda, Verlag Duang Kamol, Thailand
- Traditionelle Thai-Massage für Fortgeschrittene; von Asokananda, Verlag Duang Kamol, Thailand
- Lehrbuch der traditionellen Thai-Massagetherapie; von Hubert Möller und Montien Patanant, Verlag Urban & Fischer, München

- Nuad, Die traditionelle Thai-Massage; von Ernst Stürmer, Humboldt Verlag, München
- Nuad Thai, Grundlagen und Praxis der traditionellen Thai-Massage; von Rudolf Theelen und Nicole Wetzler, Verlag Pflaum, München
- Sen-Massage; von Heinz Kasik, Eigenverlag, Deutschland
- Thai Massage the Thai Way; von Chaithavuthi und Muangsiri; Thai Massage Book Press, Chiang Mai, Thailand
- Thai Massage Manual; von Maria Mercati, Verlag Asia Books, Thailand
- Thai-Yoga-Massage; von K.T. Chow, AT Verlag, München
- The Art of Nuad Bo-Rarn, Lehrbücher; von Chongkol Setthakorn, ITM, Eigenverlag, Chiang Mai, Thailand

Akupunktur, Schulmedizin
- Akupunktur, Taschenatlas; von C.H. Hempen, Verlag Thieme, Stuttgart
- Anatomie, Taschenatlas; von Werner Platzer, Verlag Thieme, Stuttgart
- Pschyrembel, klinisches Wörterbuch; Verlag de Gruyter, Berlin, New York

Webquellen Anatomie
- http://www.fusshilfe.de/anatomie.htm
- http://www.schmerzen-forum.de/fussschmerzen_symptome_ursachen.html
- http://www.gelenk-doktor.de/node/370
- http://www.sprechzimmer.ch/sprechzimmer/Fokus/Fussgesundheit/Uebersicht/Die_Fussanatomie.php
- http://www.diabetes-deutschland.de/archiv/1523.htm
- http://www.hautstadt.de/hs/pages/infozentrum_haut/hautkranken/pilzerkrankung.php

Sachregister

4 Elemente – Erde, Wasser, Wind, Feuer 10

Achillessehne ziehen 127, 138
Adduktorengruppe 18
Ägypten 24
Akupunktur 13
Allergie 37
Amphiarthrose 30
Animismus 13
Armbeuger, zweiköpfiger (M. biceps brachii) 18
Arnika 51
Arterien 31
Arthritis 31
Arthrose 31
Asokananda 7
Augen 19
Augenentzündungen 17
Augenüberanstrengung 104

Baan Nit 9
Bandscheibenvorfall 32, 37
Bauch 19

Bauchspeicheldrüse 13, 18
Befragung 37
Begrüßung der Füße 60
Beinheranzieher, schlanker (M. gracilis) 19
Biopsie 25
Birke 51
Blähung 119
Blase 21
Blinddarmreizung 17
Blutdruck, hoher 39
Blutdruck, niedriger 39
Blutdruckproblem 36
Boonthume Pichet 7
Brustkorbschmerz 17
Brustmuskel, großer (M. pectoralis) 18
Buddhismus 13

Chaiyuth Priyasith 7
Chiang Mai 14
China 14
chinesische Medizin 13
Chongkol Settakorn 7

Darmausgang 21
Degeneration 31
Diabetes 32
Dickdarm 17
Dorsalflexion 154
Drücken mit beiden Daumen 41, 44
Drücken mit dem Daumen über dem Handtuch 41, 43
Drücken mit dem Handballen 41, 43
Drücken mit einem oder beiden Daumen 41
Drücken mit Stäbchenspitze 41, 43
Dünndarm 17, 21
Dysplasie 55

Eierstock 21
Energielinien 8
Energiepunkte 8
Entzündung 35
   lokale E. 37
   systemische E. 37
Entzündungsmerkmal 34f.
Epidermis (Oberhaut) 29
Erkältung 19
Eugster, Pater Josef 25
Eukalyptus 51f.

Faszie 28
Fersensporn 33

Feuchttuch 58
Fichte 52
Fieber 37
Funktionseinheit „Muskel" 28
Fußbad 58
Füße, kalte 36
Füße, müde 36

Galle 13
Gallenblase 19
Gebärmutter 21
Gefäßerkrankung 37
Gelenkentzündung (Arthritis) 31
Gelenkflüssigkeit (Synovia) 31
Gelenkkapsel (Membrana fibrosa) 30f.
Gelenkknorpel 30
Gelenkkörper 30
Gesäßmuskel 19
Gicht 38
Großes I 64, 70, 142

Hallux valgus 33
Halsschmerz 17
Hammerzehe 33
Handdesinfektionsmittel 58
Harnblase 19
Hauterkrankung 37
Hautpilz 34
heilsame Berührung 7

Herz 16
Herz-Kreislauf-Problem 37
Hinterhaupt 19
Hirun Sila 9
Hoden 21
Hohlfuß 33
Hornhaut 28
Hühnerauge 34

Indien 14
Infekt, akuter 37
Ingwer 52
Innenschicht (Membrana synovialis) 31

Jasmin 52
Jivaka Kumar Bhaccha, Dr. 157
Johanniskraut 52

Kamille 52
Kampfer 51f.
Kapillaren 32
Kapillarsystem 29
Kehlkopf 16
Kiefergelenk 20
Kleines i 124
Klopfen mit dem dicken Stäbchenende 41, 45
Klopfen mit dem Handrücken 41, 45
Klopfen mit der Faust 41, 45
Klopfen mit der flachen Hand 41, 46

Klumpfuß 33
Knickfuß 33
Kniepolster 58
Kontraindikation 35
Konzentrationsproblem 103
Kopfschmerz 36
Kopfwendemuskel (M. sternocleidomastoideus) 20
Krampfadern 32, 37
Kreisen des Knöchelgelenks 41, 44
kreisender Druck mit dem Daumen 41, 44
kreisender Druck mit dem Fingerrücken 41, 44
kreisender Druck mit der Stäbchenseite 41, 45

Lamellenkörperchen 29
Längsgewölbe 30
Lavendel 52
Leber 13, 19
Lederhaut 29
Lek Chiaya 7, 9
Limette 52
Lipom 37
Luftröhre 16
Lunge 16
Lymphgefäßsystem 32

M 83, 143
M. biceps brachii 18
M. gastrocnemius 18
M. gracilis 19

M. pectoralis 18
M. quadrizeps 17
M. sternocleidomastoideus 20
M. tensor fasciae latae 23
Magen 16
Mandarine 52
Mantra 59
Membrana fibrosa 31
Membrana synovialis 31
Menstruation, verzögerte 36
Menstruationsschmerz 36
Menthol 51
Meridian 13
Milz 13, 18
Minze 52
Muskelschmerz 36

Nacken 19
Nadis 14
Nagelbettentzündung 34
Nagelpilz 34
Narbe, frische 37
Nebenhöhlenschmerz 36
Nebenniere 120
Nekrose 34
Neurodermitis 34
Nieren 19
Nuad Phaen Boran 7

O 125
Oberschenkelbindenspannmuskel
  (M. tensor fasciae latae) 23
Oberschenkelmuskel, vierköpfiger (M. quadrizeps) 17
Ödem 32
Ödembildung 37
Ohr 20
Ohrenschmerz 101
Old Medicine Hospital in Chiang Mai 7
Operation 39
Osteoporose 37

Penis 21
Plantar-Aponeurose 29
Plantarflexion 154
Plattfuß 33
Pronatoren 27
Prostata 21
Puls 31

Quergewölbe 30

Reflexzonen 8
Reiben mit den Handflächen 41, 46
Reiben mit der dünnen Stäbchenseite 41, 46
Reiben mit einem Fingergelenk 41, 46
Reiben über die Zehen 41, 47
Rhagaden 29
Ringelblume 52

Rose 52
Rosenholz 52
Rosmarin 51f.
Rücken 19
Rückenschmerz 37

S 84
Sägen 41, 46, 90f.
Sakralgeflecht 32
Sandelholz 52
Säure-Basen-Gleichgewicht 56
Schälen 41, 47, 92
Scheide 21
Schieben/Streichen mit dem flachen Daumen 41, 47
Schieben/Streichen mit der dicken Stäbchenseite 41, 47
Schieben/Streichen mit der Handfläche 41, 47
Schieben/Streichen mit der Stäbchenspitze 41, 48
Schlafstörung 36
Schnippen 41, 48, 126
Schnupfen, akuter und chronischer 100
Schuberkrankung 37
Schulter 19
Schuppenflechte 34
Schwäche, allgemeine 36, 110
Schwangerschaft 37
Schweißdrüsen 29
Schwindel 19
Sen 22

Sen Ittha 14, 19
Sen Kalathari 18
Sen Khitchana 21
Sen Lawusang 20
Sen Nanthakrawat 21
Sen Pingkhala 14, 19
Sen Sahatsarangsi 17
Sen Sib 13
Sen Sumana 14, 16
Sen Thawari 17
Sen Ulangka 20
Senkfuß 33
Shea-Butter 51
Sonnengeflecht 16
Speiseröhre 16
Spreizfuß 33
Sprunggelenk, oberes 30
Sprunggelenk, unteres 30
Stäbchen 58
Stirnhöhlenschmerz 36
Stress 55
    stressbedingte Symptome 36
Subcutis (Unterhaut) 29
Supinatoren 27
Synovia 31

Taiwan 25
Tamarinde 52
T-Balken 85, 95

Teebaumöl 52
Thymian 52
T-Stiel 86
Tumor, bösartiger 37
Tumor, gutartiger 37

Überbein 33
Unruhe 36
Urogenital-Organe 17

V 98
Vena saphena magna 32
Venen 32
Verdauungsproblem 36
verkehrtes Y 73
Verletzung, akute traumatische 37
Verspannung 36
Verstopfung 119

Wackeln am Knöchel 41, 48
Wackeln des Fußes am Knöchel 61
Wackeln des Vorfußes 41, 48, 62
Wadenmuskel, zweiköpfiger (M. gastrocnemius) 18
Wai Khru 157
Warze 34
Wasserrad 41, 46, 153
Wat Pho Tempel in Bangkok 7
Weihrauch 52
Wickel 53

Wickel-Hose 58
Wirbelsäulenproblem 37
Wunde, offene 37

Y 72
Yoga 14

Zahnschmerz 17
Zehenstreckmuskel, langer 23
Zerreißen 41, 49, 74
Ziehen mit dem Fingerrücken 41, 49
Zimt 52
Zunge 16
Zwerchfell 16

Danksagung

Folgenden Menschen möchten wir von ganzem Herzen für ihre Unterstützung zur Umsetzung dieses Projektes danken:

- Flora Schanda dafür, dass sie uns miteinander bekannt machte.
- Miriam Eder für ihre Geduld bei den Foto-Sessions und Helga Diethart für das Cover.
- Martin Coeln, Alexandra Petz, Martina Saxenhammer, Andreas Vielhaber und Michael Apfelthaler für das Lektorat, besonders in Hinblick auf die Verständlichkeit der Inhalte.
- Allen unseren Nuad-LehrerInnen in Thailand und Österreich: Chaiyuth Priyasith, Chongkol Setthakorn, Piched Boonthume, Lek Chaiya, Baan Nit, Hirun Sila und Asokananda (Harald Brust).
- Allen unseren KlientInnen, die uns und unsere Arbeit schätzen.
- Allen unseren SchülerInnen, die viele Fragen stellen und uns damit inhaltlich weiter entwickeln.
- Dem Team vom Verlag, ganz besonders Frau Dr. Sigrid Neulinger und DI Norbert Novak für ihre Geduld und Kooperation.
- Unseren Eltern, die uns immer ermutigt haben, uns weiterzuentwickeln.
- Unseren Kindern, weil sie uns wieder einmal mit einem „Buchprojekt" geteilt haben.
- Unseren Partnern für ihre emotionale und fachliche Unterstützung.

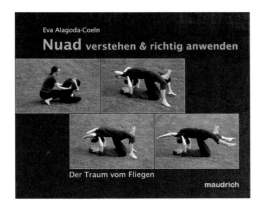

Eva Alagoda-Coeln

Nuad verstehen & richtig anwenden
Der Traum vom Fliegen

Nuad, eine traditionelle asiatische Methode der Körperarbeit, gliedert sich in unterschiedliche Wirkungsebenen (physisch, emotional, energetisch, spirituell). Je nach Zugang der einzelnen AnwenderInnen werden einzelne Aspekte stärker hervorgehoben. Dieses Lehrbuch beschreibt alle Ebenen möglichst ausführlich:
- die Wirkung einzelner Übungen auf bestimmte Muskeln, Gelenke, Organe …
- inwieweit bei den Übungen emotionale Dysbalancen wahrgenommen bzw. ausgeglichen werden
- die Einbeziehung energetischer Aspekte (Energielinien und -punkte, Chakren)
- der meditativ-spirituelle Zugang von Gebenden und Nehmenden

Das Lehrbuch ist praxisnah, übungsorientiert gestaltet, das heißt, reich bebildert und ausführlich erklärt. Jede einzelne Übung wird im Aufbau genau dargelegt, Wirkungsweise, eventuelle Fehler in der Ausführung und mögliche Kontraindikationen angeführt.

Jahrelange Erfahrung der Autorin sowohl in der Ausübung von Nuad als auch in der Supervision Lernender fließen in die Beschreibung der Übungen und deren Wirkungen ein. Weiters soll der Bezug von Nuad zu Yoga deutlich gemacht werden – den Hatha-Yoga-Übungen wird ein Kapitel gewidmet, ebenfalls mit Fotos und Wirkung.

maudrich 2008, 160 Seiten, zahlr. Abb., broschiert
EUR 19,90 (A) / EUR 19,40 (D) / sFr 35,–
ISBN 978-3-85175-881-8

maudrich